健康美味の坐月子養生藥膳

康金龍、蘇美華◎著

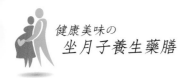

自 序

　　女人一生三大重要時期，成長發育期、分娩坐月子還有更年期，每個階段均有其重要性，其中又以懷孕坐月子，更是一生的大事。婦女生完產後，身體百脈俱虛，若無合適的調理，除身體氣力的恢復差外，更是導致許多後遺症的產生。時代的變遷，環境的變化，古人留給我們的智慧——食補，也隨著不一樣。而現代婦女在體質上和以前的婦女是有所差別，當然在調理進補的方式也需不同，婦人因作息的關係，飲食的喜好，引起素體的虛弱，或因熬夜、冰涼、寒性、辛辣、刺激食物不忌的關連，加上妊娠懷胎十月，胎兒需要大量的營養品，以致產婦更需好好的調理。

　　在以往，老一輩產婦坐月子的飲食觀念，麻油雞就是上等補養品，這期間幾乎天天皆是如此，導致有些產婦因每餐食物相同而吃膩，引起食慾不振營養不夠，有些因體質變燥，導致口乾、舌燥；甚至便秘、口舌生瘡，苦不敢言。現代婦女不一樣的地方，就是觀念的改變，雖然講究環境舒適，但身體調理的部分，依舊無法達到每位產婦的要求。本書依據產婦不同時期，對膳食的區分為前期、中期、後期，並因應產婦需要而配合適當的湯品，讓產婦在坐月子期間得到最好的補益。

　　本書月子餐的調理，納取中醫基礎理論的精華，以達「藥食同源」和「上工治未病」的理想。在製作菜餚上，由中華養生藥膳研究學會理事長——蘇美華老師，調配製作，除了調理作用之外，更注重色、香、味的要求。本書的特色，為不添加化學醬料調色，蘇老師應用中藥材自然的色澤調色，如熟地、黃精、梔子、枸杞、紅花等，在甜味的要求，不加人工調味品，如肉骨粉、味精等，甘甜味道的部分採自枸杞、紅棗、黑棗、甘草

等，酸味的部分則有五味子、烏梅等藥材，可以萃取應用。產婦在坐月子期間，身體各個臟腑機能相對脆弱，對於食物的攝取要求，絕對不可馬虎，所以蘇老師在食材及藥材品質上，秉持「求鮮不求貴」的原則，呈現每道佳餚不同的感覺與作用，期能讓新手媽媽或歡喜媽媽有一個健康又快樂的月子餐。

　　作者於2005年投入山東中醫藥大學姜建國教授門下，恩師從《傷寒論》領域中，指導學生以經方的基礎，運用在養生預防醫學上，卑使後學能在養生預防醫學上稍有心得。在此，特別感謝恩師姜博士建國老師，也請先進們不吝指教！

康金龍 謹識

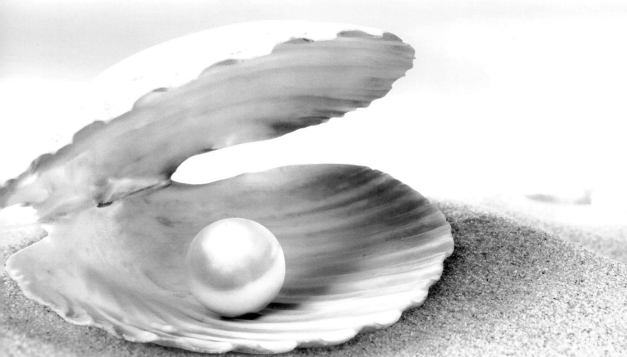

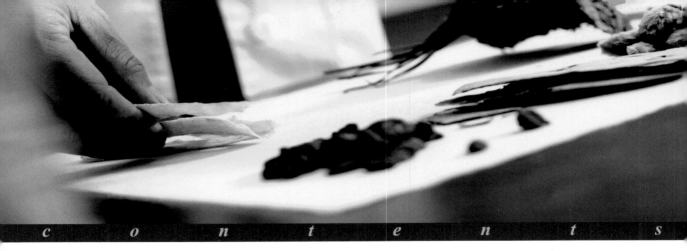

c   o   n   t   e   n   t   s

目錄

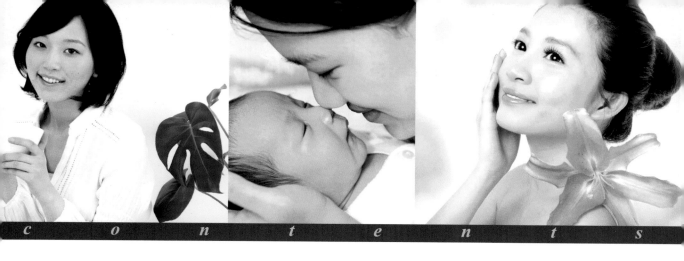

c o n t e n t s

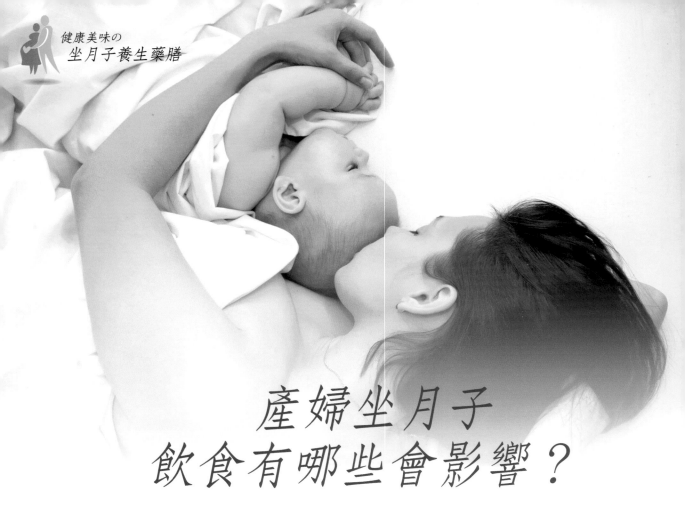

產婦坐月子飲食有哪些會影響？

人蔘不可食用嗎？

人蔘原本是白蔘，經過醣化後即變成紅色，所以稱為「紅蔘」，它含有效成分——人蔘皂苷，具有調理人體功能，讓機體維持正常狀態。人蔘皂苷在一些研究中表明了對疱疹病毒有抑制作用，並且可提高免疫系統，抵禦外來病菌和病毒的侵犯。婦女產褥期多半體質呈現陰虛狀態，倘若調補不慎會讓體質產生燥性，或有口乾、舌燥、便秘等情形產生。所以，人蔘適合於坐月子後期調理，而前期儘量以平溫之藥材搭配，因人蔘性甘、微溫，有助火壅滯斂邪之弊，不宜在坐月子前、中期食用。

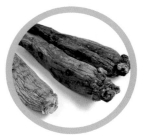

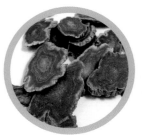

杜仲茶需要飲用嗎？

　　杜仲在坐月子餐裡，被廣泛的運用，尤其「杜仲炒豬腰子」在中國民間流傳甚久，從中醫象形理論上，有著吃腰補腰的觀念。杜仲在《本草備要》記載：「有補肝腎、強筋骨、安胎的作用」，從古至今中醫補肝腎的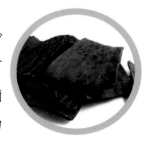方藥中，杜仲是不可或缺的，尤其是對坐骨神經痛的改善有相當的卓效。但因杜仲有擴張血管、降低膽固醇及降壓的作用，所以產婦在坐月子期間應適量食用，若過量的食用，少數產婦會造成血壓降低，而引起頭暈或心悸的反應。

生化湯需要飲用嗎？

　　生化湯是由當歸、川芎、桃仁、炮乾薑及炙甘草等五味藥材所熬製而成，源自名醫《傅青主女科》記載，主要作用是活血化瘀，溫經止痛。婦女產後小腹冷痛，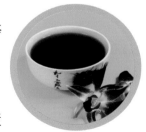惡露不行，或淋漓不止，色暗有塊，均適合飲用。而產婦自然生產或剖腹生產，傷口或大或小，關乎痊癒和收縮的問題，以致中、西醫觀念的矛盾。當歸具有活血化瘀（香氣精油部分）及補血調血等雙向作用的功效，所以就中醫的觀點而言，適當的飲用對產婦是有一定的幫助，它既可排惡露又可補血調血。

花生豬蹄需要食用嗎？

　　傳統花生配豬蹄是用來調補產婦乳汁不足。花生有補氣、健脾、開胃、潤肺的功用，也有止血作用，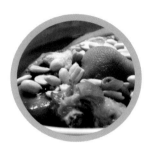而花生衣的止血作用比花生仁強，所以產婦燉食，應

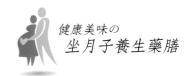

用去皮的花生仁。豬蹄就是豬腳，因為前腳較為油膩，一般選擇用後腳使用。豬蹄有補血、通乳、托瘡的功效，所以產婦對於乳汁的不足或體弱，均需要豬蹄燉花生仁來食用。但是有些人的體質吃花生會引起過敏反應，食用應小心！

哪些因素會造成乳汁不夠？

產婦分娩後乳汁會正常分泌，但有少數產婦乳汁不足，餵食寶寶乳汁量不夠，究其原因有：

1. 身體素質：產前虛弱、貧血、慢性病或產後大出血，氣血耗損，體質異常虛弱等。
2. 精神因素：過度的體力耗損和精神狀態的緊繃，都會影響乳汁的分泌。
3. 營養不足：產後會大量的排尿、出汗，如果沒能及時補充水分，就會引起缺乳。
4. 食物影響：有些產婦喝冰涼食物或含麥類飲品，但過量的飲食，也可造成抑乳的情形。
5. 發育影響：產婦先天乳房發育不良、乳腺腺體較少、或因長期穿緊身內衣，導致發育時乳房發育受限，乳房瘦小，乳汁相對較少。

以上這些都是影響乳汁分泌和造成乳汁不夠的原因。

梳洗會影響產婦健康嗎？

傳統在坐月子期間老一輩均會叮嚀，產婦不可碰冷水，不可洗澡、洗頭，究其原因是早期電器不普遍，吹風機、電暖器的缺乏，洗澡、洗頭都要看天氣，怕著涼感冒，寒濕侵體產生後患。然而現代已有保暖的設施，

只要產婦在梳洗過程中，小心謹慎，對健康是沒有影響的。婦女在產後汗腺很活躍，容易大量出汗，全身發黏，加上乳汁、惡露對身體的衛生有影響，所以產後可以照常梳洗，尤其洗澡可以使全身血液循環增加，促進新陳代謝，使汗腺保持通暢，對於體力的恢復是有幫助。

產婦飲食要忌口嗎？

產婦在坐月子期間儘量要忌口，尤其是辛辣、刺激、酸性、冰涼、堅硬、黏膩不易消化的食物，皆不宜食用。辛辣溫燥食物可助內熱，產婦容易上火，引起口舌生瘡、便秘或痔瘡發作，也會透過乳汁影響到嬰兒，所以韭菜、辣椒、胡椒、酒等不宜食用。生冷、堅硬、黏膩食物，則容易損傷脾胃、影響消化；而冰涼食物會讓瘀血滯留，引起產後腹痛或惡露不盡等。

產婦要避冷氣、電風扇嗎？

中醫認為病源與六淫有關，而六淫又是以風為首，產婦坐月子古有明訓，是絕對禁風，分娩後的產婦包頭裹身，關門閉戶，是為了保護產婦不受風寒的侵襲。

人體的體溫是生命活動的基本保證，體溫過高或過低，都會導致生理功能紊亂，而透過皮膚的輻射、傳導、蒸發作用，來散發百分之八十的熱量。人體重要的體溫調節中樞主要在下丘腦，所以應該避免電風扇的風或冷氣直接吹在產婦身上來降溫，室內如果利用冷氣或電風扇降溫，可將電風扇和冷氣的風吹向牆壁，讓室內空氣產生對流風，來給產婦降溫，以避免有後遺症的產生。

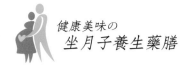健康美味の
坐月子養生藥膳

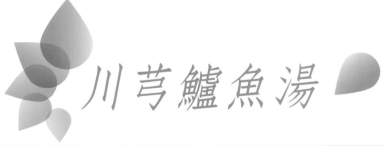川芎鱸魚湯

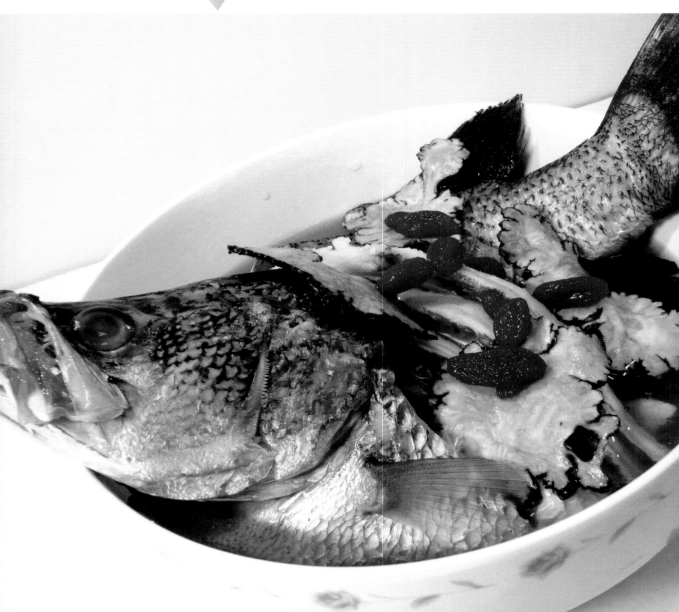

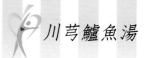

川芎鱸魚湯

材料

川芎2錢、黃耆6錢、酒製當歸1錢、枸杞5錢、海鱸魚1條、老薑6片

做法

1.海鱸魚洗淨、切塊，入滾水川燙撈起備用。

2.當歸用少量米酒浸濕備用。

3.黃耆、川芎置於鍋中，用1,750cc水大火煮開轉小火煮40分鐘，放入薑片和鱸魚燉煮5分鐘，再加入當歸和浸汁續煮5分鐘，調味淋少許香麻油即可。

康老師叮嚀

《本草備要》記載：**川芎**有活血行氣、祛風止痛的作用；**當歸**能補血、潤燥，在功效上有雙向的作用，尤其所含揮發油成分的當歸精油，更有行血祛瘀的功效；**黃耆**有補氣升陽、益衛固表、托瘡生肌、利水退腫的作用。

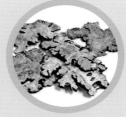

川芎

產婦坐月子時臟腑虛弱，應慎選新鮮的魚及上等藥材。自然生產者需7天以後才可加酒食用；剖腹生產者則須14天以後再視體質狀況加酒食用；或不喜酒味者，可先將酒大火煮開後轉中火續燒15分鐘，再加入菜湯一起燒煮即可。

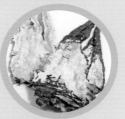

當歸

 本道膳食適合產婦前期食用，或做為病後調理用。

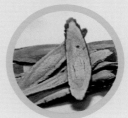

黃耆

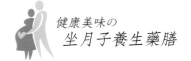

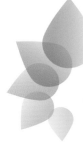

蓮耆棗子雞

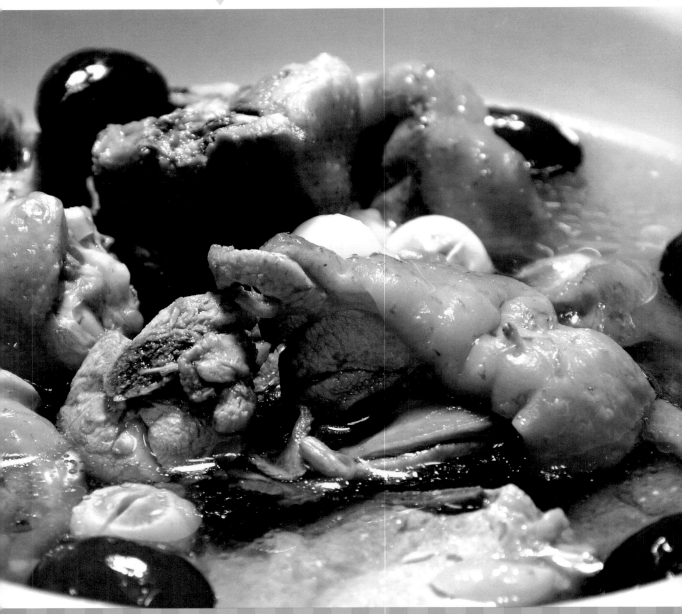

材料

蓮子1兩、黃耆1兩、雞心棗12粒、土雞肉半隻

做法

1. 蓮子洗淨、入滾水川燙去芯備用。
2. 土雞肉洗淨、切塊，川燙撈起備用。
3. 藥材（蓮子除外）用2,000cc水大火煮開轉小火煎煮40分鐘，加入雞肉及蓮子文火燉煮40分鐘，調味即可。

康老師叮嚀

　　《本草備要》記載：**蓮子**有補脾止瀉、益腎固精、養心安神的作用；**黃耆**有補氣升陽、益衛固表、托瘡生肌、利水退腫的作用。

　　蓮子要去芯，因蓮子芯雖有清心去煩、止血澀精的作用，但有苦味、性寒，所以不適合產婦食用，入膳之前必須先去除。

　　坊間蓮子因怕被蟲蛀，會以硫磺來煙燻，顏色偏白，味帶酸，購買時要注意。

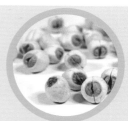

蓮子

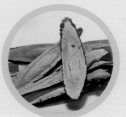

黃耆

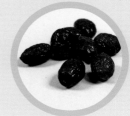

雞心棗

 本道膳食適合產婦第一、二週或脾胃虛弱者調理。

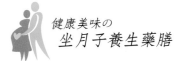

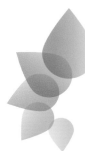 石斛清補湯

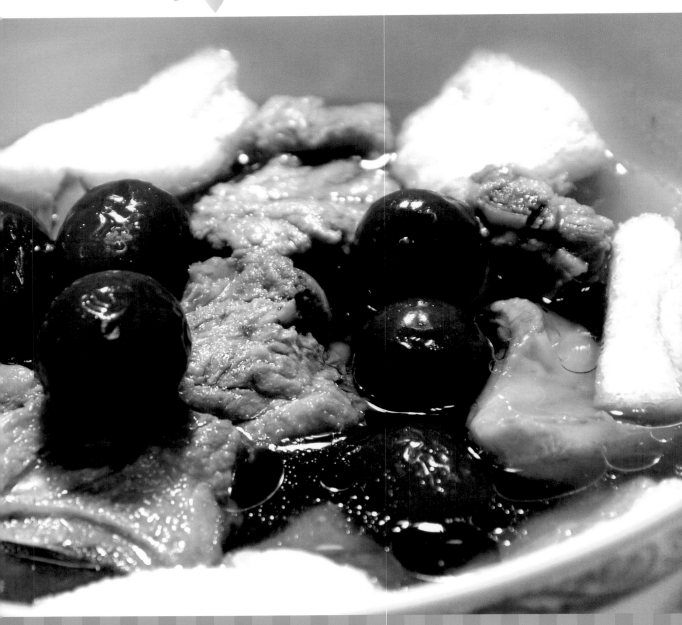

材料

黨蔘3錢、玉竹3錢、麥冬1.5錢、霍山石斛1.5錢、竹笙3錢、雞心棗6粒、
小排骨1斤

做法

1.小排骨洗淨、切塊,川燙撈起備用。
2.竹笙用淡鹽水泡開洗淨、切段備用。
3.藥材用1,750cc水大火煮開轉小火煎煮20分鐘,加入排骨文火燉煮50分
　鐘,再放入竹笙續燉煮10分鐘,調味即可。

康老師叮嚀

　　《本草備要》記載:玉竹有潤燥、補氣血、益氣、生津;
黨蔘除補氣外,更能兼顧脾胃;麥冬有潤肺養陰、益胃生
津、清心除煩兼能潤腸;霍山石斛則有養胃生津、滋陰除
熱、明目強腰等作用;紅棗有滋補、安神、緩和的作用。

　　雞心棗是紅棗的一種,另一種為肉棗,都有滋補、安神、
緩和的作用,其中以雞心棗子小功效佳,購買時可用手抓
一把棗子,搖搖有聲響為真。

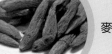
玉竹

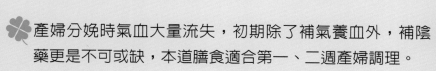
麥冬

　　產婦分娩時氣血大量流失,初期除了補氣養血外,補陰
藥更是不可或缺,本道膳食適合第一、二週產婦調理。

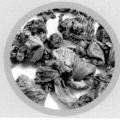
霍山石斛

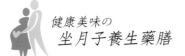
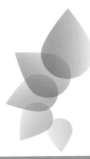

補氣雞湯

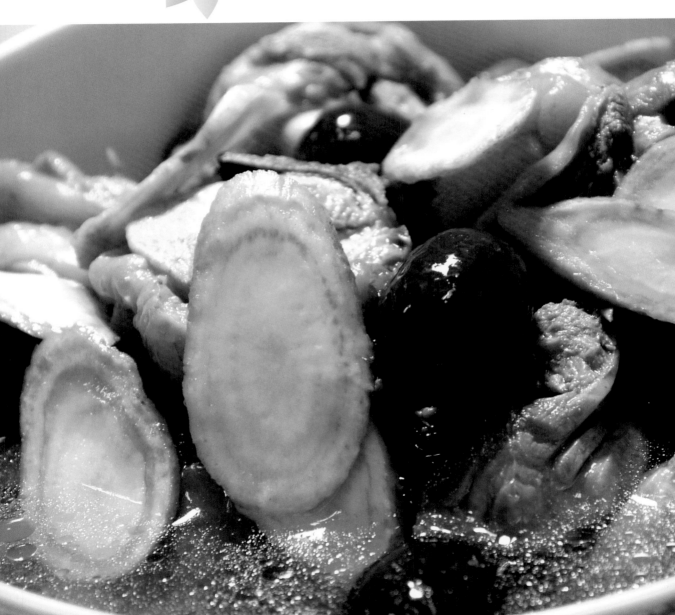

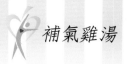

補氣雞湯

材料

花旗蔘2錢、黃耆5錢、百合3錢、雞心棗8粒、土雞肉半隻

做法

1.土雞肉洗淨、切塊，川燙撈起備用。
2.藥材（花旗蔘、百合除外）用2,000cc水大火煮開，轉小火煎煮40分鐘備用。
3.把雞肉加入2之藥湯中，文火燉煮20分鐘，再加入花旗蔘及百合續煮20分鐘調味即可。

康老師叮嚀

《本草備要》記載：**西洋蔘**有補氣養陰、清火生津；**黃耆**有補氣升陽、益衛固表、托瘡生肌、利水退腫的作用；**百合**有潤肺止咳、清心安神的作用。

花旗蔘又叫西洋蔘、粉光蔘，因來自美國產地，所以叫花旗蔘，中國大陸也有種植，但品質好壞差別甚大。西洋蔘一般區分為野泡蔘、移種蔘，中國內地或韓國種植稱白乾蔘。產於美國威斯康辛州或加拿大安大略省花旗蔘品質較佳，白乾蔘次之，價格相差懸殊。西洋蔘雖滋補效用大，但性微涼，產婦視體質用之，不宜過量。

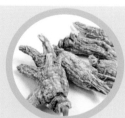
花旗蔘

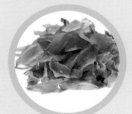
百合

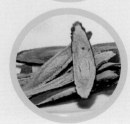
黃耆

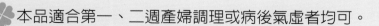 本品適合第一、二週產婦調理或病後氣虛者均可。

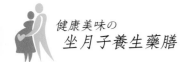

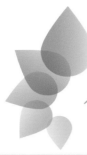

神仙草雞湯

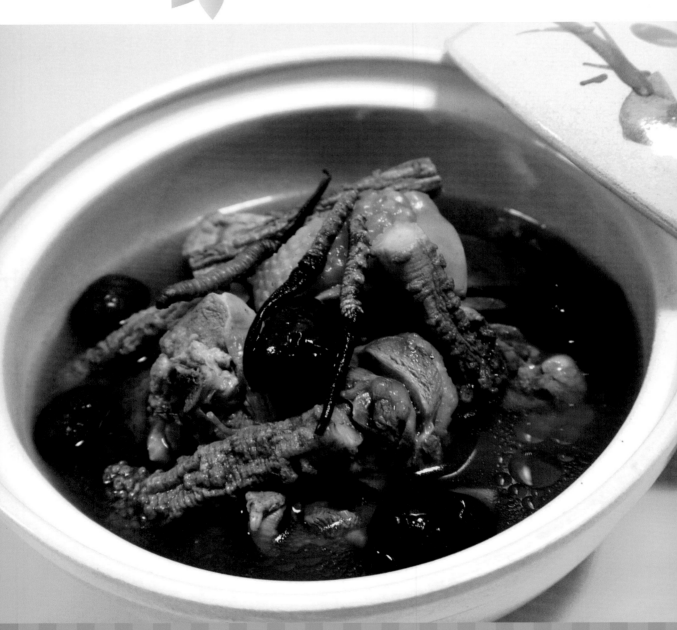

材料

冬蟲夏草2錢、黨蔘3錢、白朮2錢、茯苓2錢、炙甘草1錢、雞心棗12粒、土雞肉半隻

做法

1. 土雞肉洗淨、切塊，川燙撈起備用。
2. 藥材（冬蟲夏草除外）用2,000cc水大火煮開轉小火煎煮40分鐘備用。
3. 冬蟲夏草及雞肉放入2之藥湯中，文火燉煮40分鐘，調味即可。

康老師叮嚀

　　《本草備要》記載：**冬蟲夏草**有保肺、益腎、抗腫瘤、增加抵抗力，及對腸管、子宮有抑制作用。

　　冬蟲夏草又叫神仙草，它含有豐富的甘露醇，冬天萎縮成蟲狀，夏天春暖萌芽，屬於袍子菌絲類，一般誤認為昆蟲，由於價格高昂，坊間常以草食蠶之地藕或地蠶來冒充。加上四君子湯：**黨蔘**、**白朮**、**茯苓**、**炙甘草**等，可補氣健脾，對產婦有很好的補益作用。

 這是產婦在初期的調理，是道不可或缺的補品。

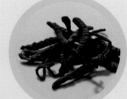
冬蟲夏草

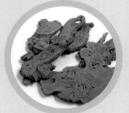
白朮

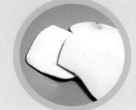
茯苓

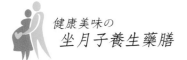

健康美味の
坐月子養生藥膳

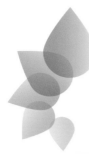 當歸煲豬蹄

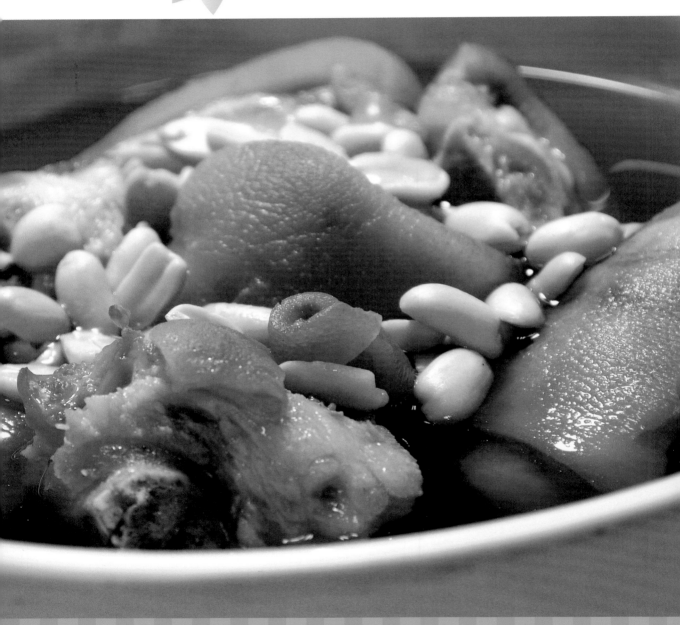

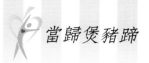

材料

當歸3錢、黨蔘3錢、黃耆5錢、麥冬1錢、黃精1.5錢、桔梗1.5錢、王不留行子2錢、通草2錢、去皮花生仁100克、豬後腳1隻、少量米酒

做法

1. 當歸用少量米酒浸濕備用。
2. 藥材及花生仁用2,500cc水大火煮開轉小火煎煮20分鐘備用。
3. 豬後腳洗淨、切塊，入滾水川燙撈起備用。
4. 將豬腳及少量米酒放入2之藥湯中，文火燉煮60分鐘，再加入當歸及浸汁續燉10分鐘至豬腳完全熟爛，調味即可。

康老師叮嚀

　　《本草備要》記載：**當歸**有補血、活血止痛、潤腸的作用；**黨蔘**有補中益氣、生津養血的作用；**黃耆**有補氣升陽、益衛固表、托瘡生肌、利水退腫的作用；

　　麥冬有潤肺養陰、益胃養陰、清心除煩的效用；**黃精**有滋陰潤肺、補脾益氣的作用；**桔梗**有宣肺祛痰、利咽、排膿、宣提肺氣的作用；**通草**有利水滲濕、通乳的作用；**王不留行子**則有活血通經、下乳的功用。

　　相傳產婦分娩後乳汁分泌較少，皆會用花生燉豬腳來增進乳汁的分泌，但並不是每位產婦都會有效，因此本道膳食配合黨蔘、黃耆的補氣效力，讓產婦氣血通暢，使乳汁分泌更豐富。豬腳在購買時，選擇以豬蹄或後腳較不油膩、膠質較多的為佳，前腳因肉較多相對較油膩。

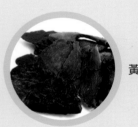
黃精

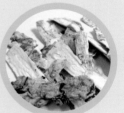
桔梗

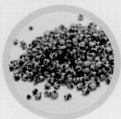
王不留行子

 對於乳汁泌少的產婦，是道增加泌乳量的膳食。

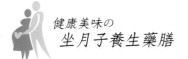

健康美味の
坐月子養生藥膳

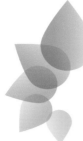

西洋蓼排骨湯

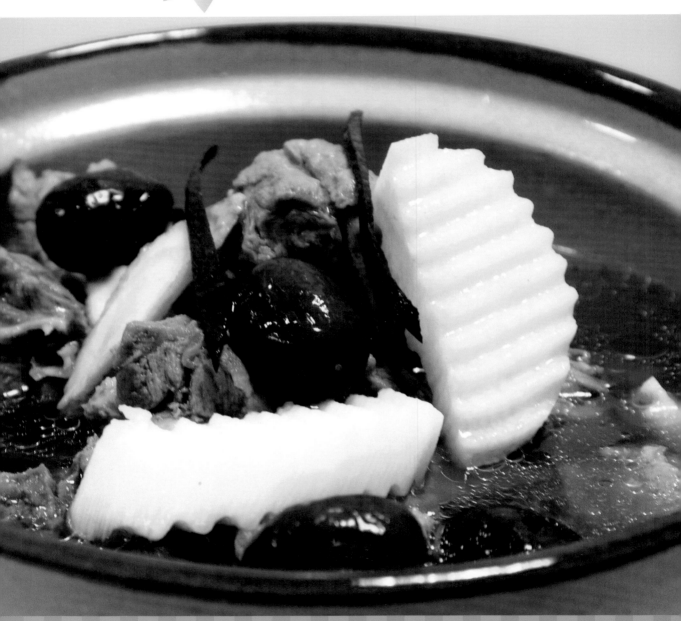

材料

西洋蔘2錢、炙甘草1錢、黃耆3錢、龍眼乾1.5錢、肉桂5分、雞心棗6粒、生山藥3兩、小排骨1斤

做法

1. 新鮮生山藥洗淨、削去外皮，切塊備用。
2. 排骨洗淨、切塊，入滾水川燙後備用。
3. 將藥材（西洋蔘、肉桂、龍眼乾除外）放入燉鍋中加入1,500cc熱開水，加入排骨及少許米酒封蓋，放入蒸鍋中大火燉煮40分鐘，再加入西洋蔘及龍眼乾續燉煮20分鐘，最後放入肉桂、山藥再燉煮10分鐘，調味即可。

康老師叮嚀

《本草備要》記載：**炙甘草**有補脾益氣的作用；**肉桂**有補命門火、散寒溫脾止痛、溫煦氣血的作用；**龍眼肉**有補心脾、益氣血的作用；**山藥**則有益氣養陰、補脾、肺、腎的作用。

西洋蔘又稱粉光蔘、花旗蔘，能補脾胃兼調氣血，配合排骨入膳，對產婦身體中期調養很有助益。西洋蔘又稱花旗蔘是因其來自美國，品質較佳，而大陸內地、韓國生產的稱為白乾蔘，品質次之，由於價格相差甚遠，購買必須審慎。

🍀 婦女產後寒滯腹痛或氣血虛症者特別適合，產婦可在第二、三週調理時食用。

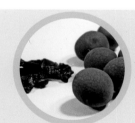
龍眼乾

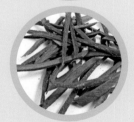
肉桂

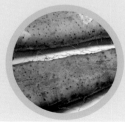
生山藥

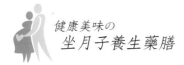
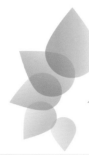補血調理湯

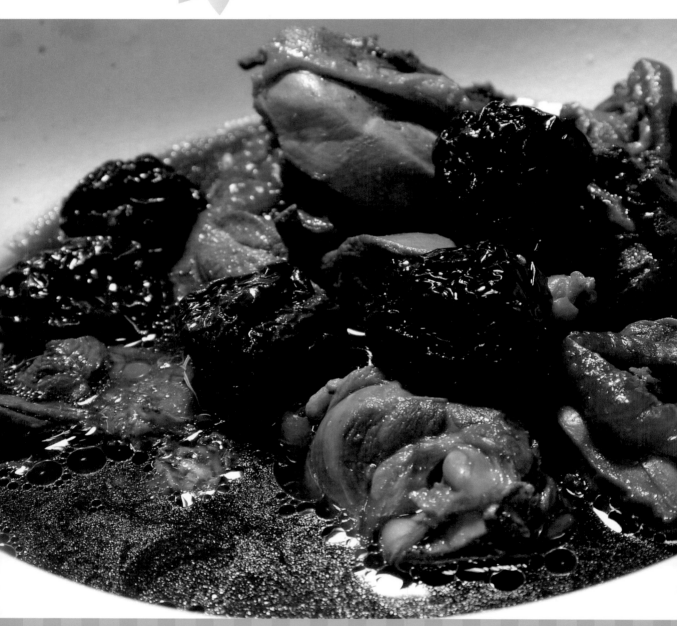

材料

當歸2.5錢、川芎1.5錢、炒芍藥2.5錢、製熟地3錢、枸杞3錢、炙甘草1錢、
黑棗1兩、土雞肉半隻

做法

1. 藥材用2,000cc的水大火煮開轉小火煎煮40分鐘備用。
2. 土雞肉洗淨、切塊，入滾水川燙撈起備用。
3. 將雞肉及少量米酒加入1之藥材湯汁中，文火燉煮40分鐘，調味即可。

康老師叮嚀

　　《本草備要》記載：**枸杞**有滋腎補肝明目、潤肺的作用。

　　平時婦女會用四物湯來調理身子，在《中醫方劑學》中記載，四物湯飲有補血調經的作用，主要讓紅血球再生；而加了**枸杞、黑棗**，讓四物湯喝起來更香甜順口。

　　中藥藥材重在炮製，所以在選擇藥材上，必須要有炮製過的藥材，如方中酒製**當歸**、砂仁酒蒸**熟地**、麩炒**芍藥**等。

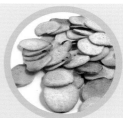

炒芍藥

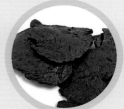

製熟地

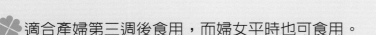

適合產婦第三週後食用，而婦女平時也可食用。

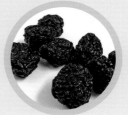

黑棗

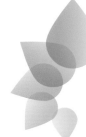

養氣豬心湯

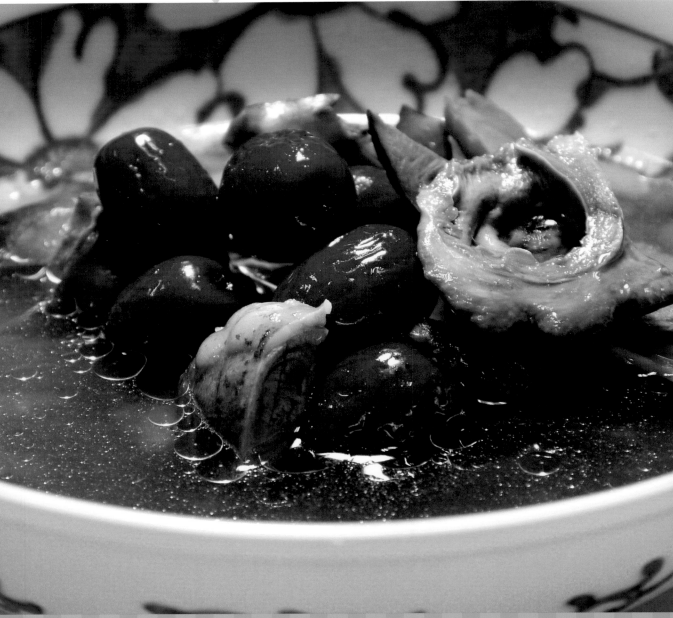

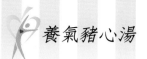

材料

高麗人蔘2錢、麥冬2錢、五味子5分、黃耆3錢、茯苓2錢、雞心棗8粒、豬心1個

做法

1. 藥材（高麗人蔘除外）用1,500cc水大火煮開轉小火煎煮30分鐘備用。
2. 豬心洗淨、入滾水川燙撈起備用。
3. 豬心及高麗人蔘放入1之藥湯中，文火燉煮30分鐘，調味、撈起放涼，切片即可。

康老師叮嚀

《本草備要》記載：人蔘有大補元氣、補脾益肺、生津止渴、安神增智的作用；麥冬有潤肺養陰、益胃生津、清心除煩、潤腸的作用；五味子有斂肺滋腎、生津斂汗、澀精止瀉、寧心安神的功效。

中醫認為以形補形，應用象形的觀點，以心補心。豬心，性平，有補虛、養心、安神的作用。本道膳食主要在調補氣脈，產婦生產過後，氣脈虛弱，本品非常適合，但性屬溫補，所以須等過20天後，方可用人蔘來大補元氣。這裡使用以高麗人蔘為主，大陸人蔘因價格懸殊，品質良莠不齊，因此，購買選擇時要注意。

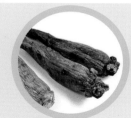
高麗人蔘

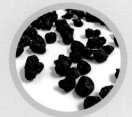
五味子

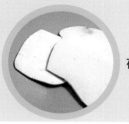
茯苓

 本道膳食適合產婦第三、四週調理。

27

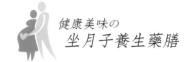
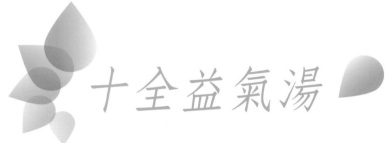
十全益氣湯

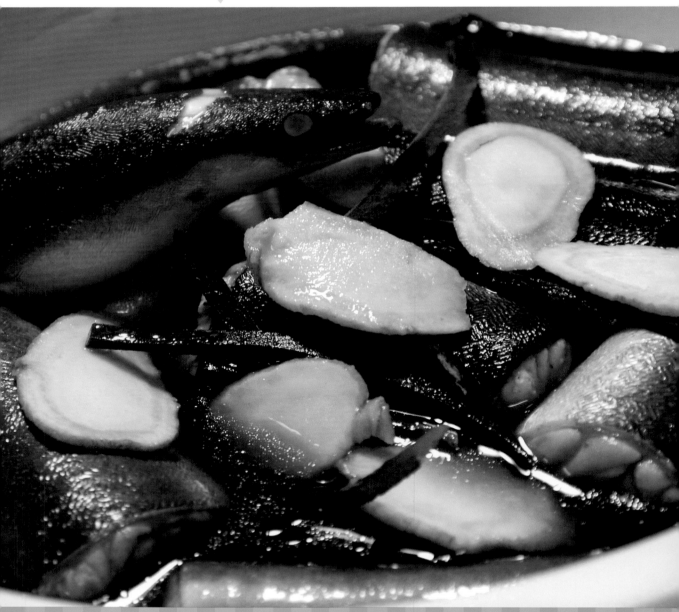

材料

當歸2錢、川芎2錢、製熟地2錢、炒芍藥2錢、茯苓2錢、炒白朮2錢、炙甘草1.5錢、粉光蔘2錢、炙黃耆2錢、枸杞5錢、刺五加3錢、肉桂1錢、白鰻魚1尾、老薑6片、米酒少許

做法

1. 鰻魚刮去黏液、洗淨、切塊，入滾水川燙撈起備用。
2. 藥材（粉光蔘、肉桂除外）用2,000cc水大火煮開轉小火煎煮40分鐘備用。
3. 把粉光蔘、肉桂、鰻魚及薑片、米酒放入2之藥湯中，封蓋放入蒸鍋裡，中大火蒸30分鐘，調味即可。

康老師叮嚀

　　《本草備要》記載：**刺五加**除有祛風除濕、止痛、強壯筋骨功效外，又能增強機體抵抗力。

　　鰻魚屬於溫補的魚類，有補虛、養血、抗疲勞的功效，東洋國家對此相當喜好，可見其功效卓越。搭配刺五加及補血補氣之珍貴藥材，在產婦坐月子期間調補身子，是很不錯的聖品；配合十全大補湯來補氣、補血，在產婦中期調理是不可或缺的一道湯品。

　　《十全大補湯方劑》記載：能溫補氣血，所以適合體質素虛或氣血兩虛者調補。

🍀 產婦第三週後即可調理。

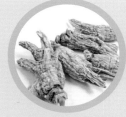
粉光蔘

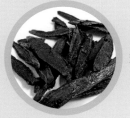
炙黃耆

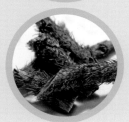
刺五加

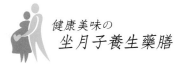
健康美味の
坐月子養生藥膳

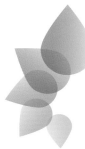

當歸麻油雞

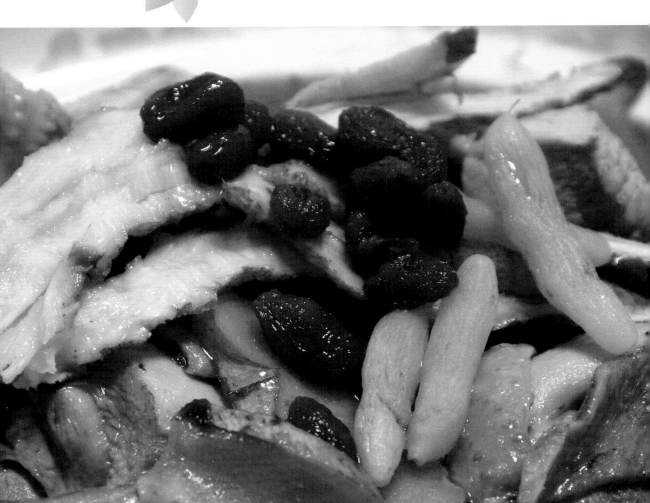

材料

當歸2錢、黨蔘5錢、麥冬2錢、枸杞3錢、土雞肉半隻、老薑16片、胡麻油少許、米酒1瓶

做法

1. 藥材（當歸除外）用1,500cc水大火煮開轉小火煎煮40分鐘備用。
2. 當歸用少許米酒浸濕備用。
3. 土雞肉洗淨、切塊備用。
4. 熱鍋放入胡麻油、老薑片文火爆至呈金黃色，加入雞肉炒至微黃，放入1之藥材湯汁和米酒，文火燉煮30分鐘，再加入當歸及浸汁續燉煮10分鐘，調味即可。

康老師叮嚀

《本草備要》記載：當歸有補血活血、止痛、潤腸的作用；黨蔘有補中益氣，生津養血的作用；麥冬有潤肺養陰、益胃生津、清心除煩的作用；枸杞子則有滋腎補肝明目、潤肺的功效。

傳統月子餐裡，麻油、薑煮雞肉或煮其它的食材，是每位當媽媽的婦女必吃的食物，因為麻油爆薑片炒雞肉，對產婦而言是一道溫補的膳食，能調理產婦虛寒的體質。但因有些產婦屬於陰虛火旺的體質，就不適合此道膳食調理，因此本道膳食儘量選擇在後期調理。要製作較平性的麻油雞，可用熱鍋冷油的炒法，或者加入麥冬這味藥材。

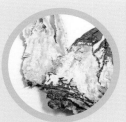
當歸

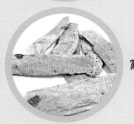
黨蔘

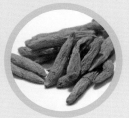
麥冬

❀ 本道膳食儘量選擇在後期調理。

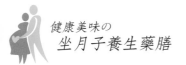

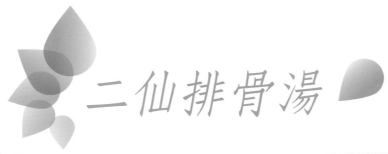

二仙排骨湯

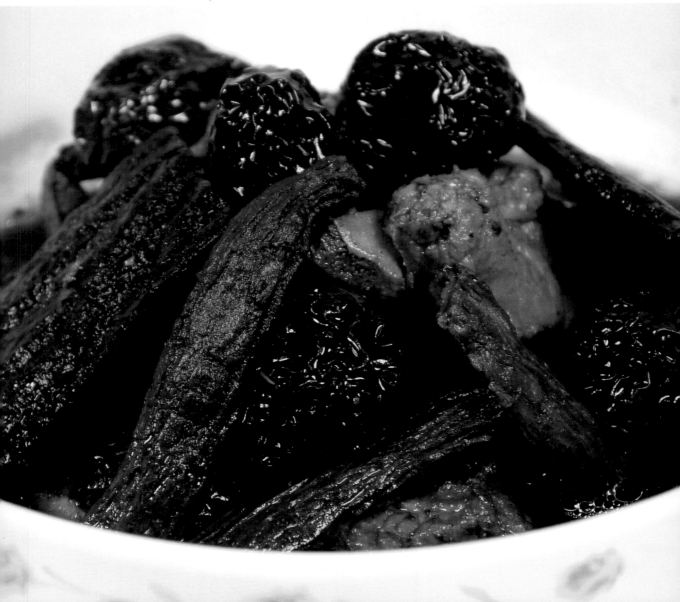

材料

杜仲2錢、續斷2錢、當歸2錢、川芎1.5錢、製熟地3錢、炒芍藥2錢、茯苓2錢、炒白朮2錢、炙甘草1.5錢、黨蔘3錢、枸杞3錢、二仙膠3錢、黑棗10粒、小排骨1斤。

做法

1.藥材（二仙膠除外）用2,000cc水大火煮開轉小火煎煮20分鐘備用。
2.小排骨洗淨、切塊，入滾水川燙備用。
3.在1之藥材湯汁中放入小排骨及少量米酒，文火燉煮60分鐘，把藥材濾除後再加入二仙膠攪拌至完全溶化，調味即可。

康老師叮嚀

　　《本草備要》記載：**二仙膠**有滋陰潛陽、益腎健骨、養血補心、溫肝補腎，滋益精血的功效；**杜仲**有補肝腎、強筋骨、安胎的作用；**續斷**又稱六汗，有補肝腎、安胎止漏、活血、續筋骨的功效。

　　二仙膠的形成是由動物米龜板（又名敗龜板）和鹿角，經過長時間熬汁成膠而名，主要針對骨質疏鬆，腰膝酸軟，有著很好的預防保健作用。配合炒杜仲、酒續斷及補氣血的珍貴藥材，更適合產婦在後期調養。二仙膠品質良莠不齊，慎防買到不實產品。可用目視膠塊愈透明愈純，不透明狀則有雜質，或摻加化學物品。

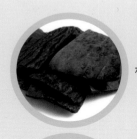 杜仲

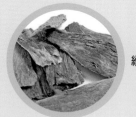 續斷

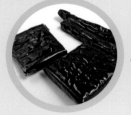 二仙膠

❧本道膳食配合補氣補血的八珍湯，適合產婦第三、四週後調理。

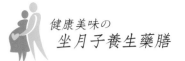

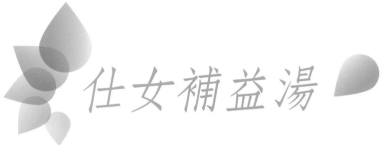

仕女補益湯

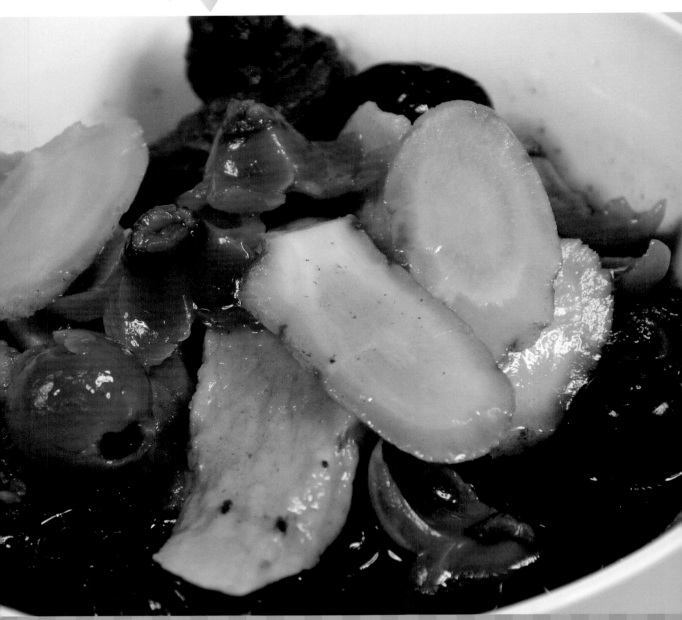

材料

當歸2.5錢、川芎2.5錢、炒芍藥2.5錢、製熟地3錢、茯苓2.5錢、炒白朮2.5錢、炙甘草1.5錢、花旗蔘2錢、雞心棗1兩、福肉3錢、原味淮山藥3.5錢、排骨1斤

做法

1. 排骨洗淨、切塊,入滾水川燙後撈起備用。
2. 藥材(花旗蔘、淮山藥除外)用2,000cc水大火煮開轉小火煎煮30分鐘備用。
3. 將排骨及少許米酒放入2之藥湯中,文火燉煮20分鐘,加入淮山藥續燉煮20分鐘,再加入花旗蔘燉煮20分鐘,調味即可。

康老師叮嚀

　　《本草備要》記載:**大棗**有補中益氣、養血安神、緩和藥性的作用;**龍眼肉**又稱福圓、桂圓,有補心脾益氣血的作用;**山藥**則有益氣養陰、補脾肺腎的效用。

　　這是一道氣血雙補的膳食,運用補氣的四君子湯與補血之四物湯,配合排骨熬燉而成。產婦在後期體質的調理,可用較為溫補的膳食,但也不能太大補,避免體質引起燥性。中藥藥材有先煎後下的不同煮法,藥膳本身就是要去蕪存菁才有保健的作用。

　　《方劑學》記載:四君子湯有益氣健脾的功效,四物湯有補血調血的功效。

🍀 本道膳食有溫補的特性,所以適合第三、四週後調理。

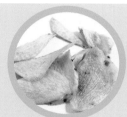
原味淮山藥

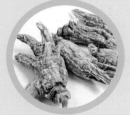
花旗蔘

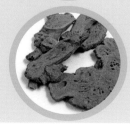
炒白朮

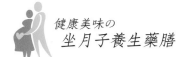

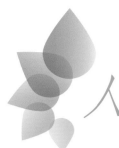

人蔘烏雞湯

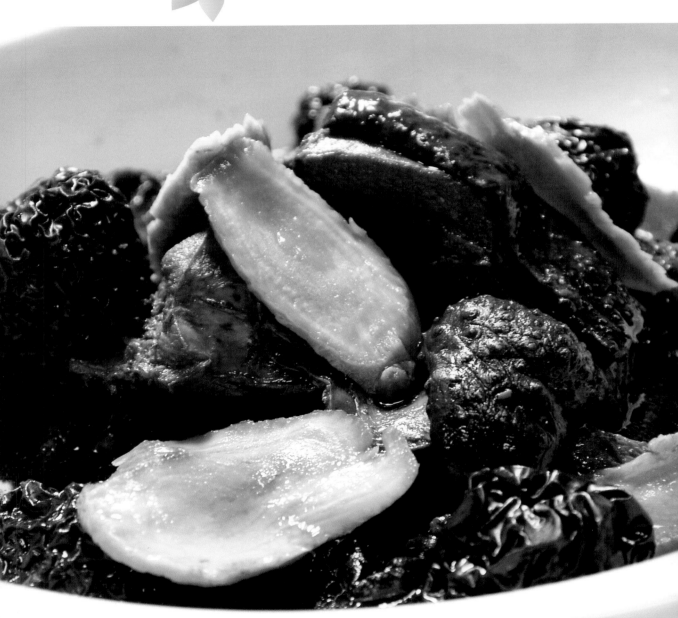

材料

人蔘3錢、炒白朮3錢、茯苓3錢、炙甘草2錢、當歸3錢、川芎3錢、黨蔘3錢、何首烏5錢、枸杞5錢、黃精3錢、黑棗12粒、烏骨雞半隻

做法

1. 藥材用2,000cc（人蔘除外）水大火煮開轉小火煎煮40分鐘備用。
2. 烏骨雞洗淨、切塊，入滾水川燙撈起備用。
3. 將烏骨雞肉及少量米酒放入1之藥湯中，文火燉煮20分鐘，再加入人蔘續燉煮20分鐘，調味即可。

康老師叮嚀

《本草備要》記載：**何首烏**製用有補益精血的作用，生用則有解毒截瘧、潤腸通便的作用；**黃精**有滋陰潤肺、補脾益氣的作用；**枸杞子**有滋腎補肝明目、潤肺等功效。

自古傳統以烏骨雞為最補，因烏骨雞有滋陰的作用，尤以產婦坐月子時期，常有陰虛的現象。本品加入何首烏和八珍湯加味一起燉煮，確實有相得益彰的功效，何首烏要用有青仁黑豆炮製過的，才有溫補的作用，搭配補氣養血雙補的藥材，產婦頭昏目眩，腰膝酸軟，有預防保健的功效。

🍀 適合產婦坐月子第二週以後的調養。

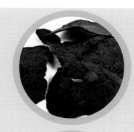
何首烏

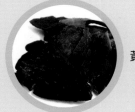
黃精

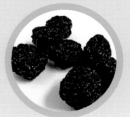
黑棗

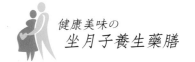

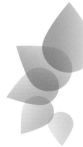蔘茸美顏湯

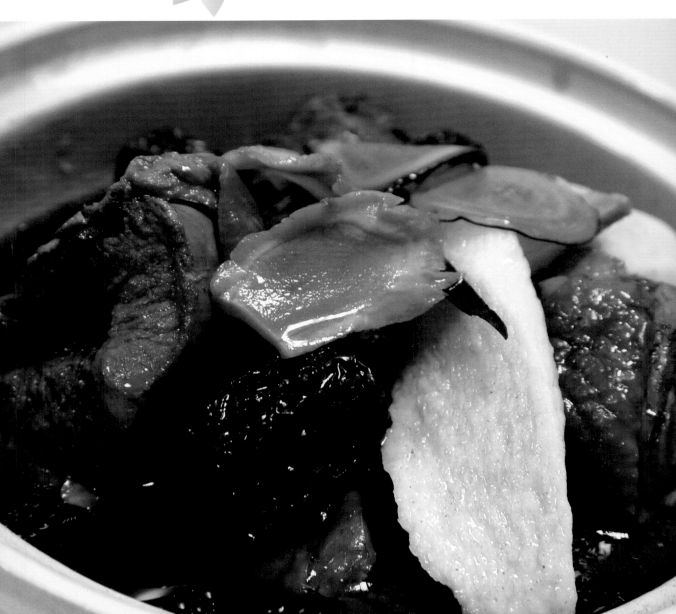

材料

淮山3錢、巴戟天2錢、肉蓯蓉2錢、當歸2錢、牛膝1.5錢、炒白芍2錢、白朮2錢、陳皮1錢、熟地3錢、菟絲子2錢、炙甘草1錢、蜜黃耆2錢、人蔘2錢、肉桂1錢、黑棗10粒、鹿茸2錢、土雞肉半隻、米酒少許

做法

1. 將土雞肉洗淨、切塊,川燙撈起備用。
2. 藥材(人蔘、肉桂除外)用2,000cc水大火煮開轉小火煎煮40分鐘備用。
3. 將雞肉及少量米酒放入2之藥材湯汁中,文火燉煮20分鐘,加入人蔘續煮10分鐘,最後放入肉桂煮10分鐘,調味即可。

康老師叮嚀

《本草備要》記載:**鹿茸**有補腎陽、益精血、強精健骨的效用;**肉桂**有補命門火、散寒溫脾止痛、溫熙氣血,引火歸元的功效;**菟絲子**有補陽益陰、固精縮尿、明目、止瀉的作用;**牛膝**有補肝腎、強筋骨、活血祛瘀、利尿通淋、引血引火下行的效用;**巴戟天**有補腎助陽、驅風除濕的作用;**山藥**有益氣養陰,補脾肺腎的功效。

產婦在後期接近坐完月子,在調補膳食上可以進食較為性溫的補品,本道膳品運用《蔘茸固本湯》來溫補氣血、培元固本。**黃耆**採用蜜製黃耆,來增強溫補的效用;肉桂需去皮存油,才不會上火,上好的肉桂配合有形之物鹿茸,適合作為產婦後段月子餐的調理膳食。

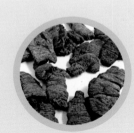
巴戟天

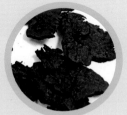
肉蓯蓉

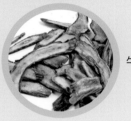
牛膝

 適合產婦坐月子第四週後的調理膳食。

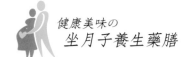
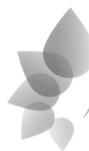麻油腰花

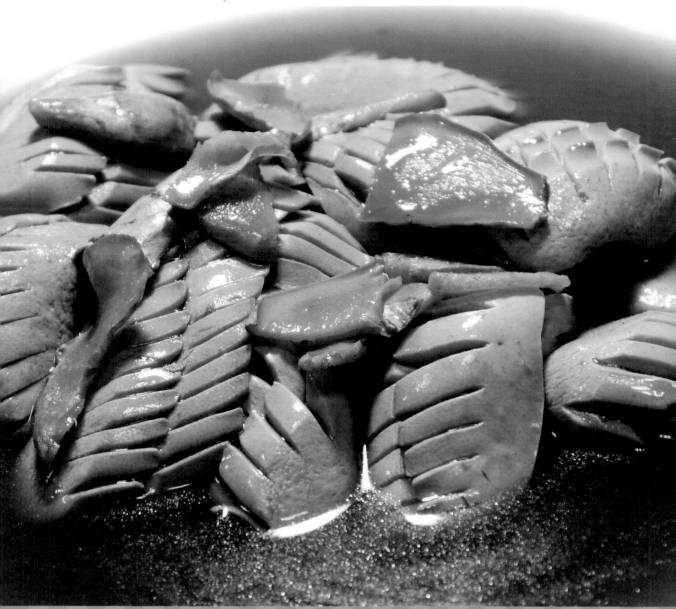

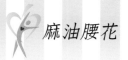

材料

當歸1.5錢、厚杜仲片5錢、豬腰2個、麻油薑片12片、少量米酒

做法

1.當歸用少許米酒浸泡備用。
2.杜仲片用750cc水大火煮開轉小火煎煮60分鐘,濾去藥渣備用。
3.豬腰剖成二半,白色腺體去除乾淨,在表面上用刀淺劃花紋後,斜切薄片,用適量水浸泡1小時後瀝乾,入滾水川燙撈起再泡入冷開水中備用。
4.鍋中放入杜仲藥材湯汁、當歸及浸汁、麻油薑片快火煮開,加入腰花大火快炒,調味即可。

康老師叮嚀

　　《本草備要》記載:**杜仲**能補肝腎、強筋骨、治腰痠膝痛及安胎的效用。

　　產婦懷胎十月,脊椎過度的負擔,加上哺乳期間姿勢不當,常影響腰部,所以調養腰椎部尤為重要。杜仲配合豬腰象形補益,對產婦調理是一道不可或缺的調養聖品。在處理豬腰時,必須將腺體完全去除乾淨並浸泡,才不會殘留豬腰本身的尿騷腥味。杜仲宜採用厚度為3～4mm,有白色杜仲膠,鹽水炒製為佳。

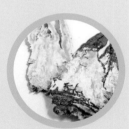 當歸

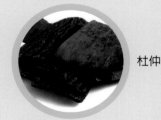 杜仲

本道膳食產婦於第一週後即可食用。

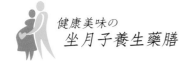

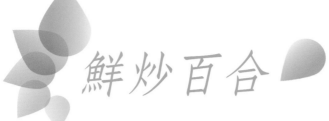

鮮炒百合

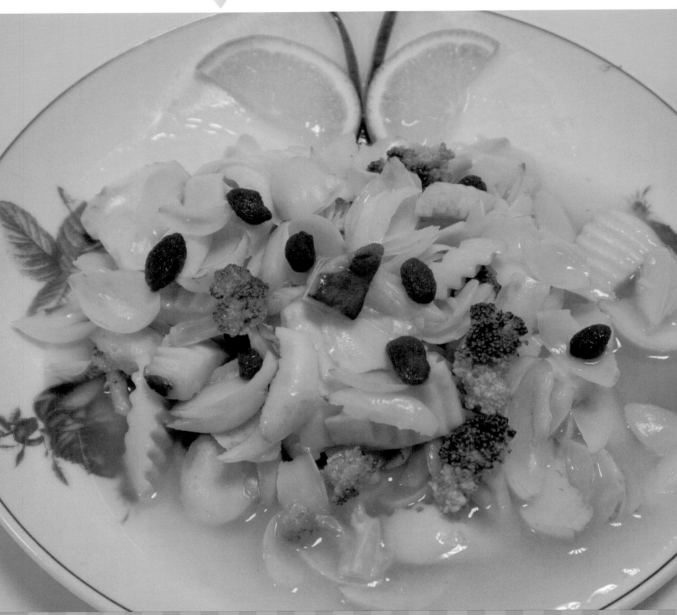

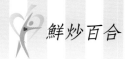
材料

原味乾百合2兩、枸杞2錢、杏鮑菇大1條、青花椰菜4兩

做法

1. 原味乾百合洗淨、用淹過百合的冷開水泡開備用。
2. 枸杞洗淨、用冷開水泡開備用。
3. 杏鮑菇洗淨、切小片，青花椰菜洗淨、切小朵，川燙備用。
4. 鍋中放入少許油拌炒杏鮑菇，把百合及浸汁加入煮開，再放入青花椰及枸杞快速拌炒，調味即可。

康老師叮嚀

　　《本草備要》記載：**百合**功能潤肺、滋養鎮喘；**枸杞**有明目、潤肺、清肝、補虛勞、強筋骨之作用。

　　百合含有豐富的蛋白質，分為乾品和鮮品兩種。作為藥用以野生百合較佳，但產量少，大部分是人工栽培，市面上所販售乾百合會酸苦，是為了防蛀蟲及保鮮而燻磺的關係，因此坐月子飲食所用藥材及食材，須注意品質。乾百合一年四季均有，但鮮百合有季節性，平常需冷藏不易貯存。枸杞又稱甘杞、貢杞，市場等級品種繁多，產地有新疆、蒙古、寧夏等地區，以圓大甜潤為上品。坊間有雙頭尖的枸杞，味帶酸扁大，則為俗稱鼠尾杞，價格較為低廉，購買時要注意避免受騙。

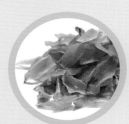
乾百合

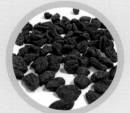
枸杞

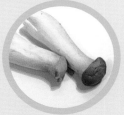
杏鮑菇

 本道膳食適合產婦分娩後食用。

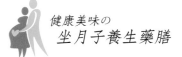
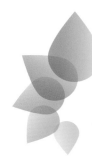黃精豬肝

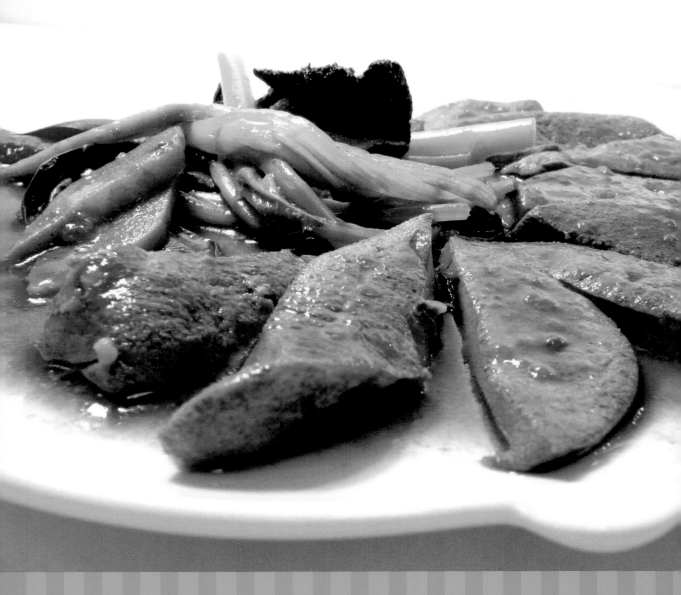

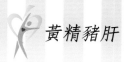

材料

黃精3錢、豬肝半斤、菠菜4兩、老薑12片

做法

1.豬肝洗淨切片用醋水沖洗，再用水浸泡1小時瀝乾水分，用少許米酒及
　茨粉抓醃，入滾水川燙撈起備用。
2.黃精用300cc水大火煮開轉小火煎煮40分鐘，濾去藥渣備用。
3.菠菜洗淨、川燙，放涼切段，擺盤備用。
4.熱鍋爆薑片至呈微黃後放入2之藥材湯汁快火煮開，再將豬肝放入大火
　快炒後調味勾薄茨，盛起淋於菠菜上即可。

康老師叮嚀

　　《本草備要》記載：**黃精**有補中益氣、滋補強壯、健筋
骨、降血糖、降血壓的作用。

　　豬肝在以前的時代，是一種相當珍貴的食材，平常難得
食用，除非坐月子期間，才有機會品嚐。豬肝性溫，有養
血、補肝、明目的作用，產後俗稱「壓腹」，常用豬肝煮
湯。本道膳食配合黃精炒豬肝，適合產婦前期時即可調理。

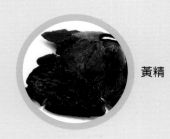
黃精

本道膳食適合產婦前期調理。

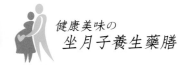
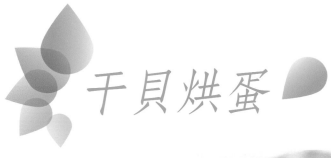

干貝烘蛋

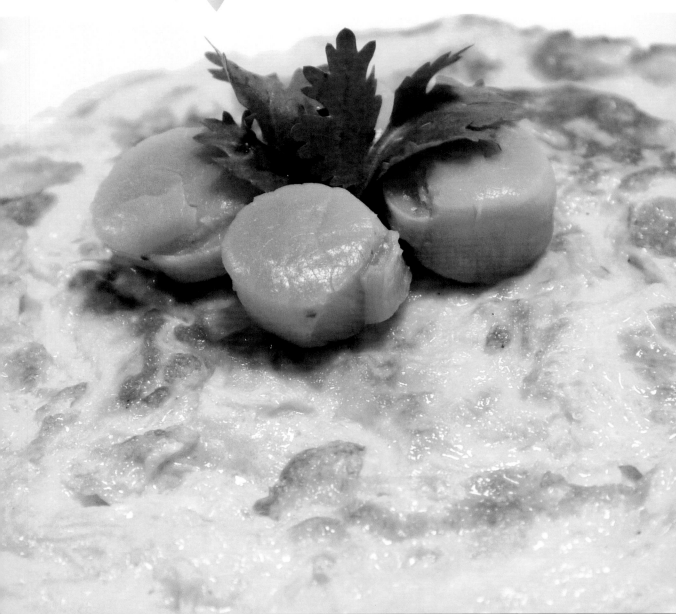

材料

干貝3個、雞蛋3顆

做法

1.干貝加少許開水、酒於蒸鍋蒸熟（約須1小時），待涼捻成細絲備用。
2.雞蛋洗淨打破，放入碗裡面，再加入干貝、鹽一起攪拌打散備用。
3.熱油鍋將2倒入，微火煎至熟透即可。

康老師叮嚀

　　古書文獻記載：「干貝有滋陰補腎、調胃和中的作用」；雞蛋能滋陰、潤燥、養血、安胎、健腦。

　　干貝在食療保健上應用相當普及，雞蛋雖然很平常，卻能滋陰、潤燥、養血、安胎、健腦，是一種廉價又營養的食材。產婦分娩初期因耗陰損陽，致津液虧損，脾胃虛弱，氣血不足，適合食用本道膳食。

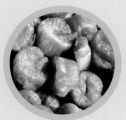

干貝

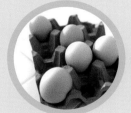

雞蛋

🍀本道膳食適合產婦月子期間任何時期的調理。

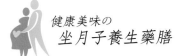

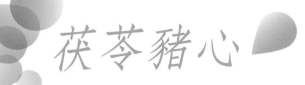

茯苓豬心

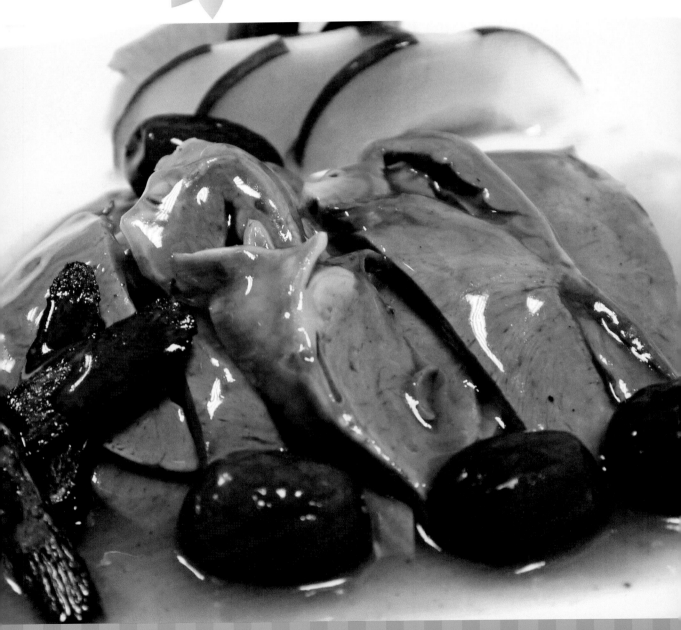

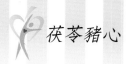

材料

茯苓3錢、炙甘草1錢、大棗6粒、豬心1顆、老薑6片

做法

1. 把豬心洗淨、剖半切開，川燙備用。
2. 大棗用水洗淨，再用刀子將大棗劃開備用。
3. 將茯苓、炙甘草、大棗用1,000cc水大火煮開轉小火續煮30分鐘，再將豬心、薑片、少許酒一起放入，慢火燉約半小時後調味備用。
4. 把豬心撈起，待冷切片，平鋪於盤子上，再用其湯汁勾薄芡淋上即可。

康老師叮嚀

《本草備要》記載：**大棗**有補中益氣、養血安神、緩和藥性的作用；**茯苓**有利水滲濕、健脾、安神的作用；**甘草**生用有潤肺止咳、緩急止痛、清熱解毒的作用，炙用有補脾益氣的功用。

大棗又叫紅棗，有雞心棗和肉棗兩種，一般藥用為雞心棗較佳。產婦因經過人生的大事，心情有重大的變化，身邊多一個寶貝，有時情緒不太穩定，所以大棗能養血安神，幫助產婦安心坐好月子。

本道膳食適合產婦第二週後開始調理。

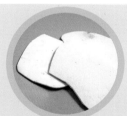
茯苓

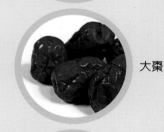
大棗

炙甘草

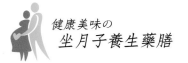

健康美味の
坐月子養生藥膳

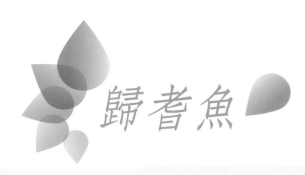

歸耆魚

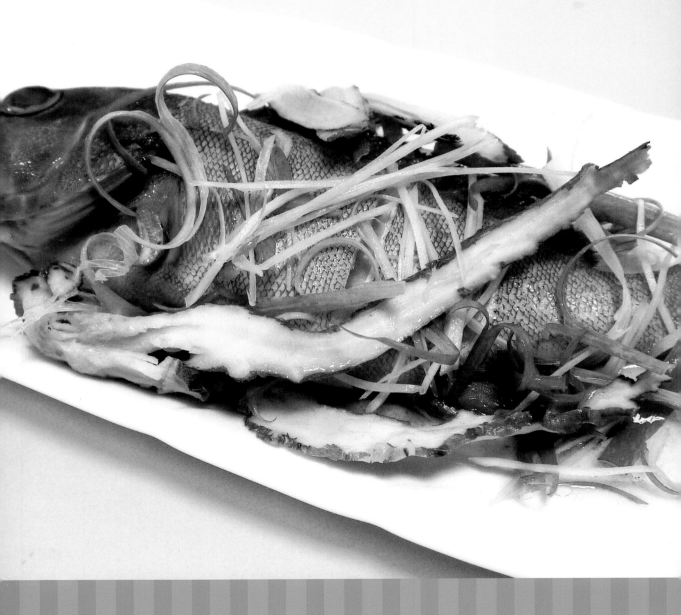

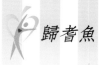

歸耆魚

材料

當歸1.5錢、黃耆3錢、鮮魚1條、老薑6片、蔥段6節、米酒1匙

做法

1. 將黃耆用約250cc水大火煮開轉小火煎煮至剩100cc，放入當歸浸泡備用。
2. 鮮魚用水清洗乾淨，置於蒸盤上放入1之藥材及湯汁，再加入薑、蔥、少許鹽及米酒，入蒸鍋大火蒸煮約10～15分鐘（視魚肉厚薄而定）即可。

康老師叮嚀

《本草備要》記載：當歸有補血、活血止痛、潤腸的作用；黃耆有補氣升陽、益衛固表、托瘡生肌、利水退腫的功效。

黃耆、當歸補氣補血藥材，對於產後前期的調理是相當適合。魚類當中新鮮的鱸魚，是產婦調理的聖品，有健脾益氣、補益肝腎、安胎的效用。產婦身體抵抗力較差，魚類品質的選擇，最好是鮮魚或眼睛光亮新鮮的魚，避免食用不新鮮的魚引起過敏，或者選用鮮紅魚鰓的魚較為安全。

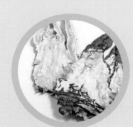

當歸

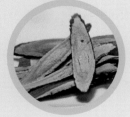

黃耆

 本道膳食適合產婦第一週後開始調理。

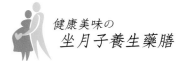
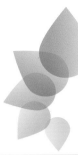

蔘貝燴玉子

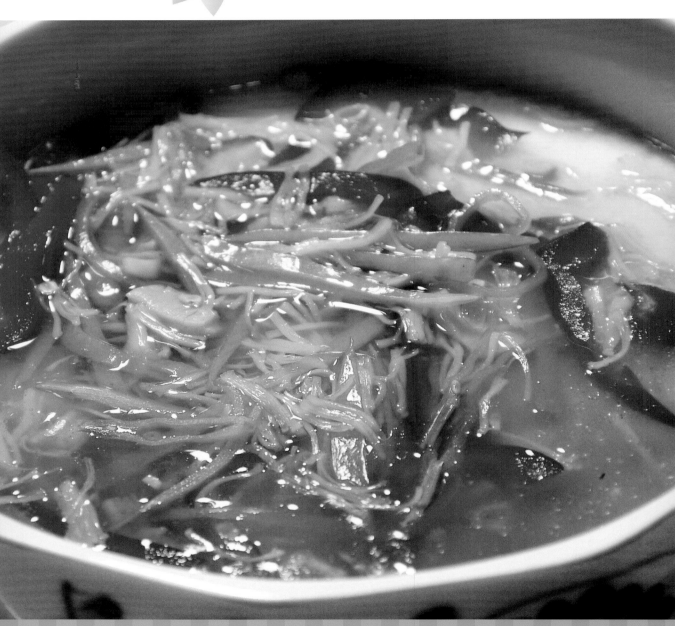

材料

黨蔘3錢、干貝2粒、蛋3顆、豌豆12條、紅甜椒少許

做法

1.干貝加少許開水、酒於蒸鍋蒸熟（約須1小時），待涼捻成細絲備用。
2.黨蔘用250cc的水大火煮開轉小火煎煮至剩100cc，濾去藥渣備用。
3.豌豆去莢絲、洗淨切絲，紅甜椒洗淨、切絲備用。
4.將蛋洗淨加入半碗冷開水及2之湯汁打散，置於蒸盤放入蒸鍋用中火蒸熟備用。
5.起油鍋炒香豌豆絲及紅甜椒絲，放入少許高湯和干貝煮開後調味勾薄芡，淋於蒸蛋之上即可。

康老師叮嚀

《本草備要》記載：黨蔘有補中益氣、生津養血的效用。

雞蛋是一普遍的食材，但其營養成分極高，入心、脾、肺、胃等經。黨蔘和人蔘不一樣的功效，前者補脾胃氣，後者補全身的氣。運用黨蔘補中益氣、和脾胃、除煩渴的特點，再配合含有豐富蛋白質之**干貝**（乾品干貝必須先蒸軟、泡發），對於產婦的調理相當適宜；本道不僅有調理功效，更是口感清爽，有助產婦的食物。

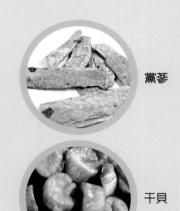

黨蔘

干貝

✿本道膳食適合產婦第一週後開始調理。

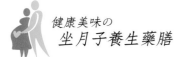

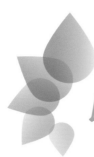

山藥燴雙菇

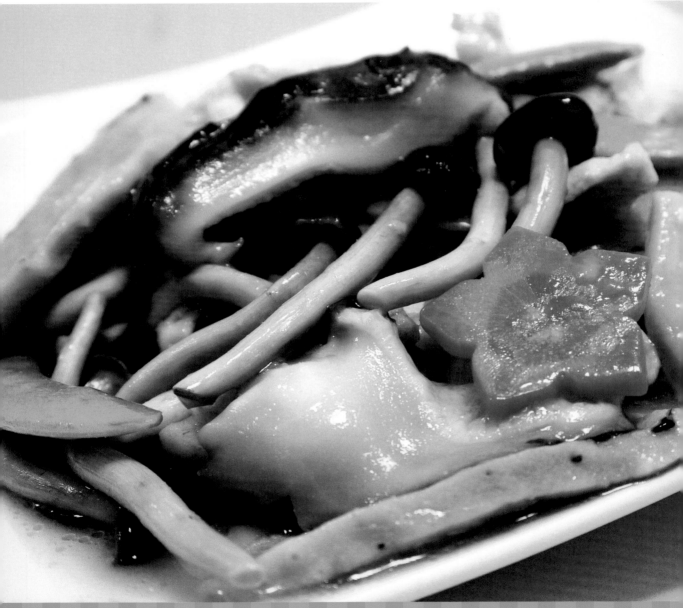

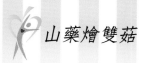

材料

原味淮山藥1.5兩、雞胸肉12片、柳松菇50克、大花菇2朵、甜豆12條、
紅蘿蔔8片

做法

1.淮山藥洗淨用水泡軟,再用大火煮開轉小火續煮10分鐘泡燜備用。
2.雞胸肉片用少許茭粉及香麻油調味醃片刻備用。
3.柳松菇洗淨、切去蒂頭剝開,大花菇洗淨、冷水泡軟,切粗片備用。
4.甜豆撕去莢絲、洗淨備用。
5.起油鍋將大花菇爆香,放入雞胸肉片及紅蘿蔔微炒,再將1之淮山藥和
　湯汁及柳松菇、甜豆一起放入快炒,湯汁收乾調味即可。

康老師叮嚀

　　《本草備要》記載:**淮山**有補脾肺、潤肌膚、壯筋骨的
功效。

　　山藥原名淮山藥,因產於河南舊懷慶府縣屬,所以又稱
懷山,山藥品種繁多,以青島出產之山藥為最。目前市售
生山藥,有日本進口、本土栽種,其中又以台灣原生種和
日本種山藥口感最佳。乾山藥有時發現以樹薯偽替。而鮮
品煲湯易糊,還是儘量用原味的乾山藥。本品所用是以河
南原味山藥為主,不僅能讓產婦促進食慾,更可達到調養
的目的。

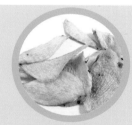

原味
淮山藥

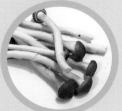

柳松菇

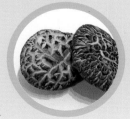

大花菇

 本道膳食適合產婦第一週後開始調理。

55

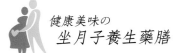

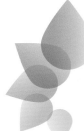蔘苓子排

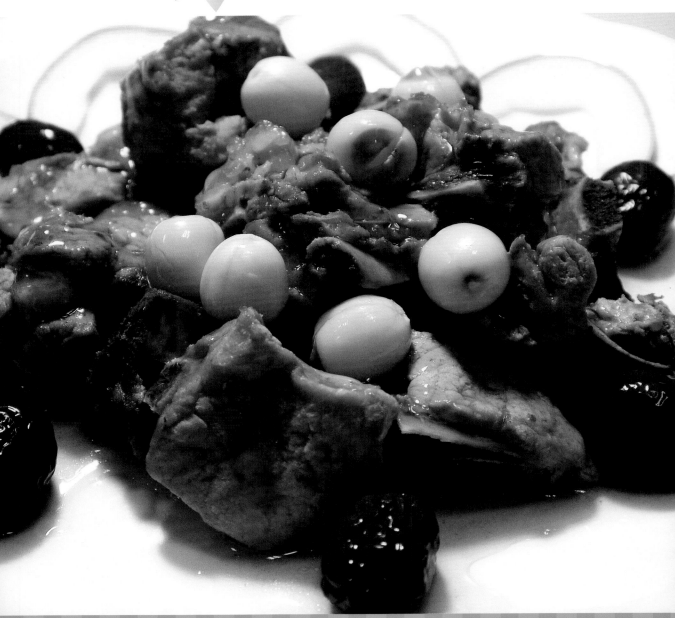

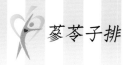

材料

黨蔘3錢、茯苓2錢、蓮子5錢、大雞心棗8粒、排骨半斤

做法

1.蓮子用熱水泡軟，去芯備用。
2.排骨洗淨、切塊，川燙撈起備用。
3.藥材和排骨用1,000cc水大火煮開轉小火燉煮30分鐘備用。
4.將蓮子加入3中續燒30分鐘，調味即可。

康老師叮嚀

　　《本草備要》綱目記載：**黨蔘**有補中益氣、生津養血的功效；**茯苓**有利水滲濕、健脾、安神的作用；**紅棗**又稱大棗具有安神、補中益氣、養血的作用；**蓮子**有補脾、益腎固精、養心安神的功效。

　　產婦坐月子期間除了調養身子外，還需照顧小嬰兒相當辛苦，心情難免起伏不定，所以本道膳食配合排骨做出不同的吃法，可以調適情緒，任何時段均可調理食用。

❀適合產婦月子期間任何時期的調理。

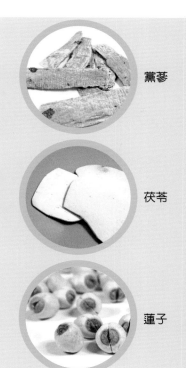
黨蔘
茯苓
蓮子

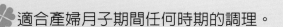

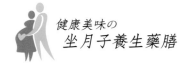

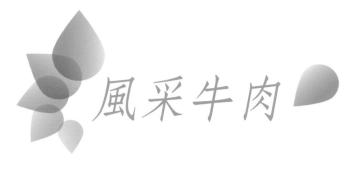
風采牛肉

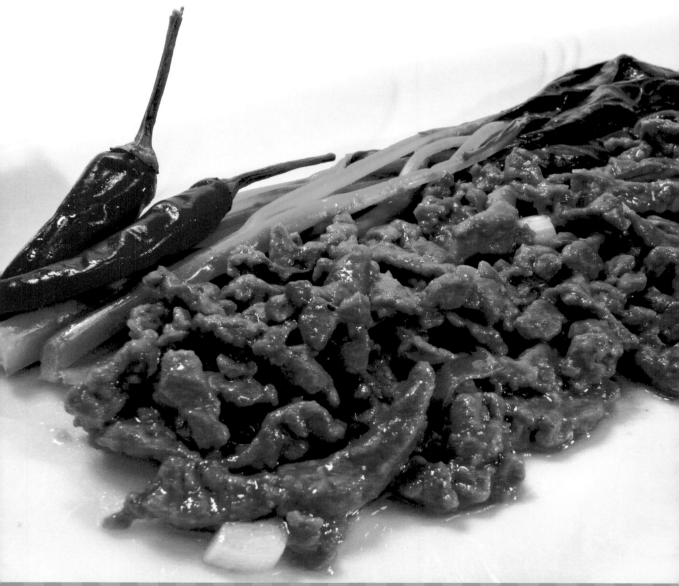

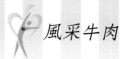

材料

製肉蓯蓉3錢、牛肉絲4兩、芥藍菜4兩、蔥花、蒜末少許

做法

1.牛肉絲加入芡粉及少許香麻油拌醃15分鐘備用。

2.製肉蓯蓉用300cc水大火煮開轉小火煎煮至剩150cc，濾去藥渣備用。

3.芥藍菜洗淨、川燙，放涼切段，擺盤備用。

4.牛肉絲用溫油泡至7分熟撈起備用。

5.熱鍋以蒜末爆香，放入2之湯汁及牛肉煮開調味後，放入蔥花，盛起淋於芥藍菜上即可。

康老師叮嚀

《本草備要》記載：肉蓯蓉別名淡大芸，有補腎陽益精血、潤腸通便的功效。

產婦睡眠不足，常導致陰虛狀態及氣血虛弱，因此本道膳食配合牛肉製作成佳餚，讓產婦調理外，菜色有另一選擇，牛肉有補脾胃、益氣血、強筋骨的功效，由於性溫，感冒發炎的產婦就不宜食用。

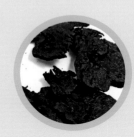
肉蓯蓉

 本道膳食適合產婦第二週後開始調理。

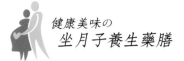

健康美味の
坐月子養生藥膳

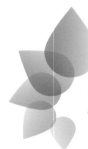

銀杏蝦仁

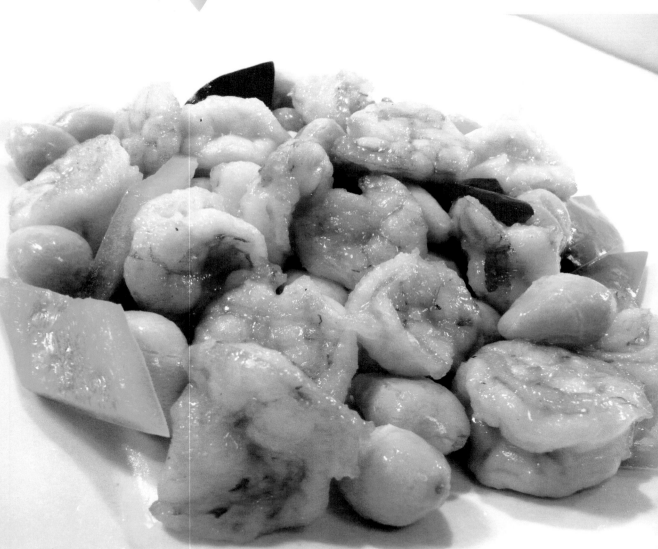

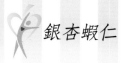

材料

熟銀杏仁13粒、大蝦仁12條、青椒、紅甜椒各半個、蒜末、蔥段少許

做法

1. 草蝦仁洗淨挑去泥腸從背脊劃一刀後，用少許芡粉、酒拌醃15分鐘備用。
2. 銀杏仁用滾水微燙撈起備用。
3. 把青椒、紅甜椒洗淨、切中粗塊備用。
4. 蒜末、蔥段下鍋爆香後，加入蝦仁、青椒、紅甜椒大火快炒，調味即可起鍋。

康老師叮嚀

　　《本草備要》記載：有斂肺、平喘、收澀、止帶的效用。

　　銀杏就是白果，但不可生用，一定要熟食。本道膳食運用蝦仁配合少許白果仁，適合產婦濕盛帶下或脾虛等有改善的作用。蝦為發物食品，一般嚴重痼疾者，不適合食用，但對於產婦缺乳、缺鈣有改善的作用。

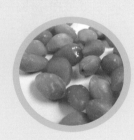
銀杏仁

本道膳食適合產婦第二週後開始調理。

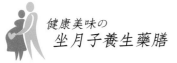

健康美味の
坐月子養生藥膳

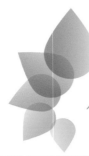
核桃雞丁

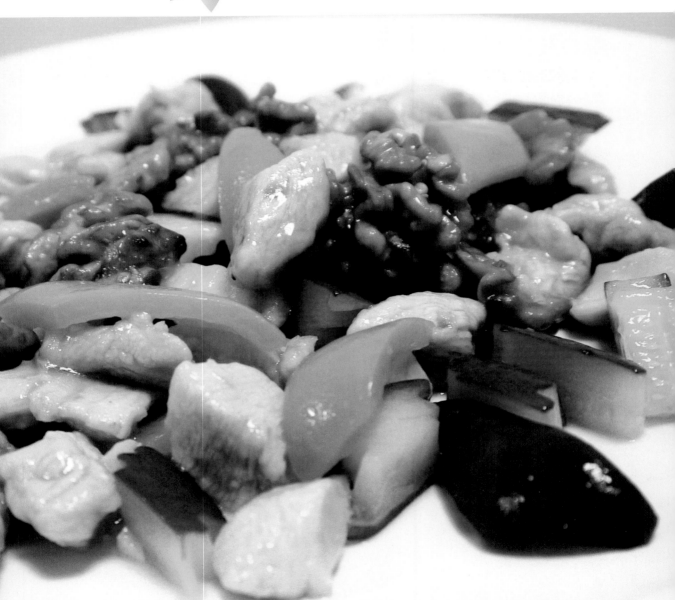

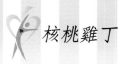 核桃雞丁

材料

核桃仁1兩、雞胸肉4兩、彩色甜椒半個、小黃瓜1條、蒜末少許

做法

1.雞胸肉洗淨切丁,用少許鹽、茭粉、香麻油拌醃15分鐘,用溫油泡至7分熟撈起備用。
2.核桃仁川燙剝去薄膜,入油鍋以小火炸至7分熟撈起備用。
3.小黃瓜洗淨、切小塊備用。
4.起油鍋爆香蒜末,放入雞肉、小黃瓜、彩色甜椒、核桃仁,大火快炒調味即可。

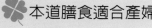 康老師叮嚀

　　《本草備要》記載:**核桃仁**有補腎益精,溫肺定喘,潤腸通便的功效。

　　核桃仁是一味補腎強骨要藥,產婦腰骨痠軟或腸燥便秘,適合本道膳食調理。核桃仁潤腸通便要去皮,去皮時可先熱水泡軟,比較容易剝離。

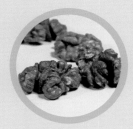 核桃仁

🍀本道膳食適合產婦第二週後開始調理。

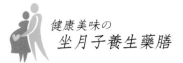

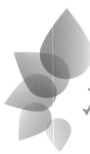
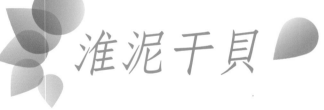

淮泥干貝

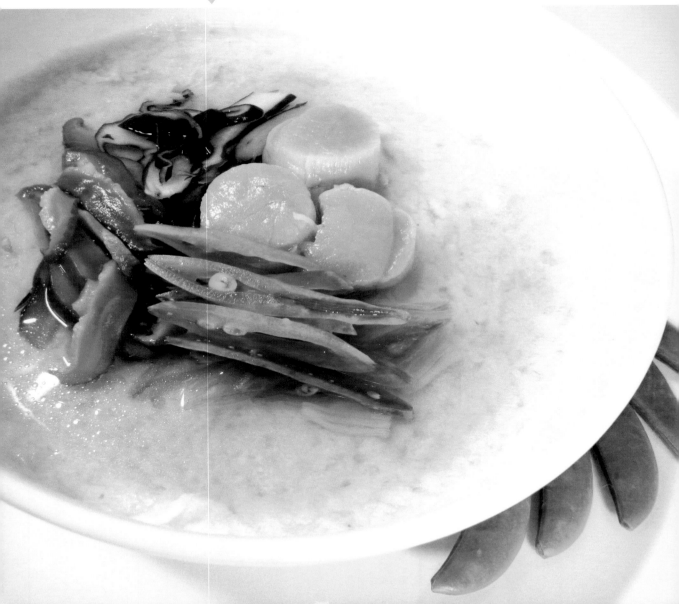

材料

生山藥5兩、干貝3粒、甜豆6條、大花菇2朵、紫高麗、雞蛋各1個、蒜末少許

做法

1.干貝用少許開水及酒，入蒸鍋蒸約一小時，待涼捻成細絲備用。

2.大花菇用冷水泡軟、切細絲，甜豆撕去莢絲、洗淨，切細絲，紫高麗洗淨、切細絲備用。

3.生山藥削去皮、磨成泥，加入蛋白攪拌均勻，入蒸鍋中大火蒸5分鐘備用。

4.鍋中用少量油放入大花菇、蒜末爆香，再加入干貝及湯汁和紫高麗、甜豆、少許開水，調味大火燒開後勾薄芡，起鍋淋於蒸好的山藥上即可。

康老師叮嚀

《本草備要》記載：**山藥**有益氣養陰、補脾、肺、腎的功能。

山藥對人體的功用是相當不錯的補品，無論乾品或鮮品在口感上都相當爽口。所以產婦在月子餐的膳食，用的比例較高，鮮品蒸炒容易糊爛，所以要快速炒熟，並且可將切好之鮮山藥，放置醋水或鹽水裡較不易褐變。

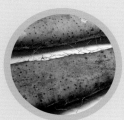

生山藥

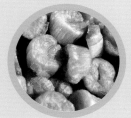

干貝

🍀本道膳食適合產婦第一週後開始調理。

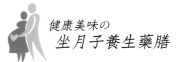

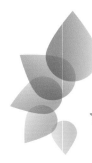 黨蔘香魚

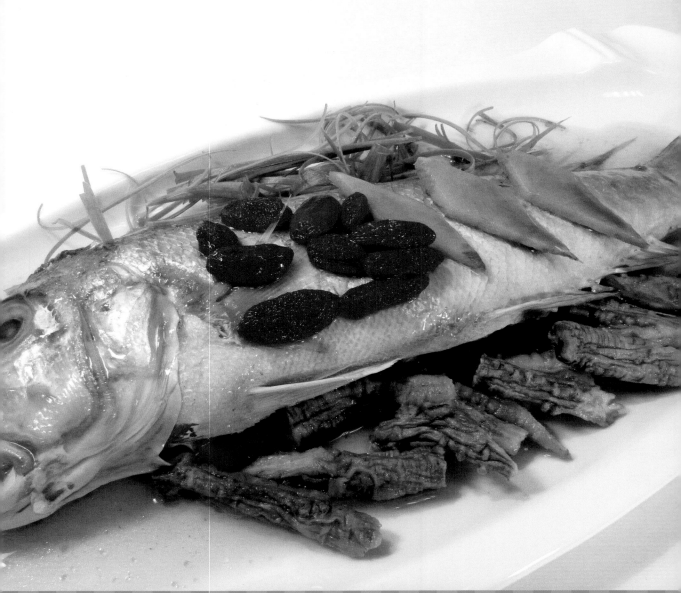

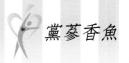

材料

黨蔘3錢、枸杞3錢、麻油薑片6片、鮮魚1條

做法

1.藥材用250cc水大火煮開轉小火煎煮至剩100cc備用。

2.魚洗淨置於蒸盤上，放入麻油薑片，和1之藥材及湯汁、少許鹽、米酒入蒸鍋，大火蒸約10～15分鐘（視魚肉厚薄而定），魚熟即可。

康老師叮嚀

《本草備要》記載：黨蔘有補中益氣、生津養血的作用；枸杞子有滋腎補肝明目、潤肺的效用。

這道膳食的做法比較特殊，將魚做成溫補麻油口味，產婦在菜餚的變化上，不能一成不變，要兼顧產婦的體質溫熱寒涼，所以產婦中後期適合此道膳食。加入補脾胃氣的黨蔘、補陰的枸杞子，為氣血陰陽四者兼調，對產婦的體力恢復有很好的幫助。枸杞子品質良莠不齊，選擇以圓潤粒大甘甜為佳。

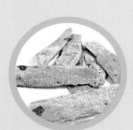
黨蔘

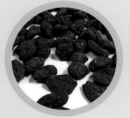
枸杞

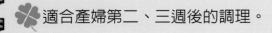適合產婦第二、三週後的調理。

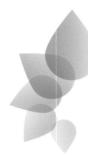
健康美味の
坐月子養生藥膳

首烏海參羹

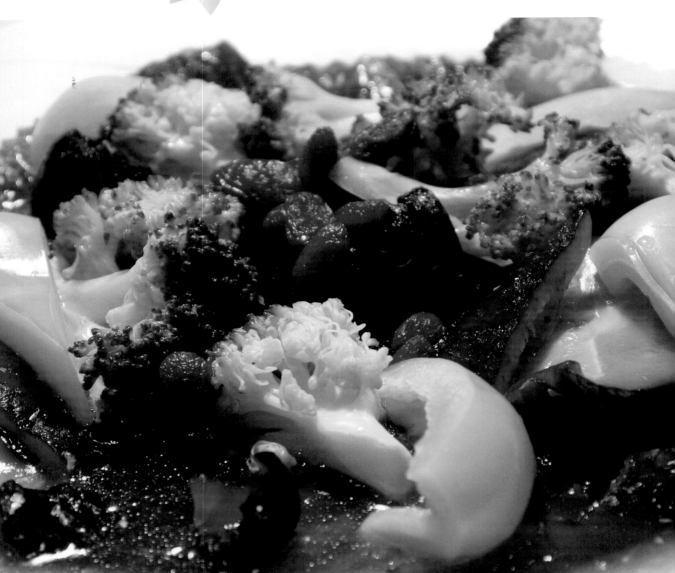

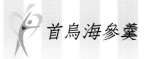

材料

製何首烏3錢、枸杞3錢、烏海蔘半斤、青花椰菜半個、黃甜椒半個、大花菇2朵、薑末少許

做法

1. 何首烏用300cc水大火煮開轉小火煎煮至剩150cc，濾去藥渣備用。
2. 枸杞快速沖洗後用少量冷開水浸泡備用。
3. 海蔘從中間切開後、取出中間腸肚、刮洗乾淨、切長斜塊、入滾水快速川燙後備用。
4. 青花椰菜洗淨切中朵，入滾水川燙撈起備用。
5. 黃甜椒洗淨、切粗塊，大花菇冷水泡軟後切粗片備用。
6. 起油鍋爆香香菇及薑末後，加入首烏湯汁及海蔘、青花椰菜、黃甜椒、枸杞，調味勾薄芡、淋上少許香麻油即可。

康老師叮嚀

《本草備要》記載：首烏製用有補益精血的效用，生用有解毒、截瘧、潤腸通便的功效。海參有養血、補腎、滋陰、壯陽、潤燥的功效。

產婦最怕坐完月子後，身材有增無減，為了怕肥胖，在月子餐中不敢正常調理身體，導致影響體力的恢復，所以用何首烏來煲海蔘。製首烏是利用青仁黑豆汁，經過蒸煮後，讓首烏吸收而成，增強補益效果。海蔘是少有零膽固醇和脂肪的優質食物，更含有豐富的膠質，蛋白質亦不輸肉品，適合虛勞體弱，氣血不足，營養不良，病後或產後食用。

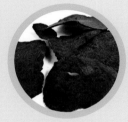
何首烏

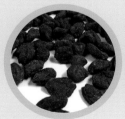
枸杞

❀ 適合產婦第二、三週後的調理。

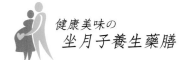

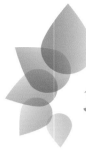
鎖陽蛤蜊羹

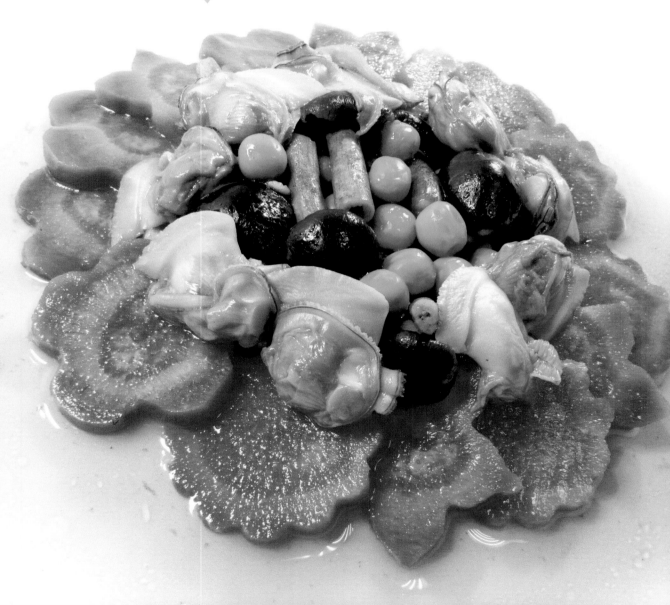

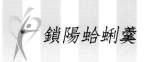

材料

製鎖陽3錢、大蛤蜊半斤、茶樹菇3兩、青椒、紅蘿蔔、蔥花、薑末少許

做法

1.鎖陽用300cc水大火煮開轉小火煎煮至剩150cc，濾去藥渣備用。

2.茶樹菇切去蒂頭、對切剝開備用。

3.蛤蜊用水川燙開，取其肉備用。

4.青椒洗淨、切小片，紅蘿蔔洗淨、去皮，切小片備用。

5.起油鍋爆香薑末，放入1之藥汁、茶樹菇、青椒和紅蘿蔔煮開調味後，
　再放入蛤蜊肉、蔥花勾薄芡即可。

康老師叮嚀

　　《本草備要》記載：鎖陽有補腎助陽的效用；蛤蜊有滋陰、利水、止消渴的作用。

　　產婦在中後期，飲食上如果生冷、辣燥不忌，則可能體質會改變，本道膳食適合此時的調養。鎖陽需經過酒製，功與肉蓯蓉相接近，品質的良莠差別甚大，所以選擇必須謹慎。

🍀本道膳食適合產婦第二、三週後的調理。

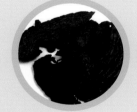
鎖陽

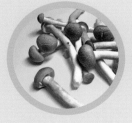
茶樹菇

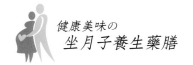

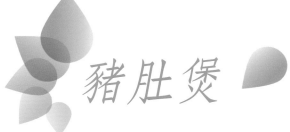

豬肚煲

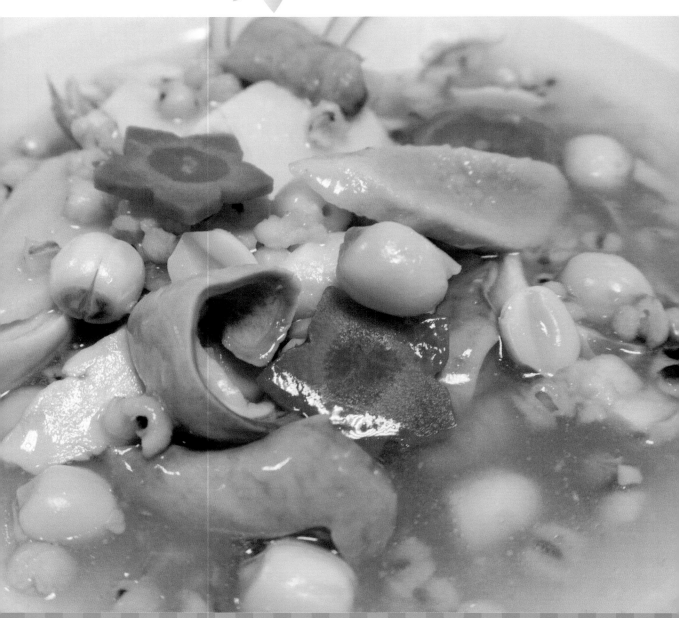

材料

淮山藥5錢、芡實5錢、茯苓5錢、薏苡仁1兩、蓮子1兩、豬肚1個

做法

1. 蓮子用熱水泡軟，去芯備用。
2. 豬肚洗淨、用滾水川燙後撈起備用。
3. 茯苓、薏苡仁、芡實、豬肚，用2,000cc水大火煮開轉小火煮20分鐘，
   加入淮山藥、蓮子、少許酒，燉煮30分鐘備用。
4. 將豬肚撈起放涼切片，再放入3中調味勾薄芡即可。

康老師叮嚀

《本草備要》記載：**蓮子**有補脾止瀉、益腎固精、養心安神的作用；**芡實**有補脾去濕、益腎固精的效用；**茯苓**有利水滲濕、健脾、安神的功效；**薏苡仁**有利濕健脾、利濕除痺、清熱排膿的作用；**山藥**有益氣養陰、補脾肺腎的功效。

　　產婦運用藥膳調理，要兼顧五臟六腑機能，蓮子入脾、胃、心、腎、膀胱，所以對產婦調養有很好的幫助。市場上蓮子去芯率要看價格而定，蓮子要將芯去掉，蓮子芯又叫蓮薏，有降火的作用，產婦不宜食用，而且苦味太重，因此入茶飲少入膳食。

❀本道膳食適合產婦第一週後開始調理。

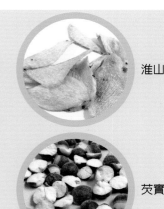
淮山藥

芡實

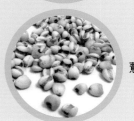
薏苡仁

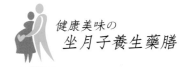

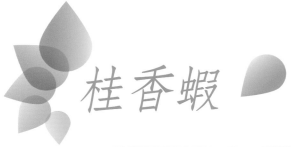

桂香蝦

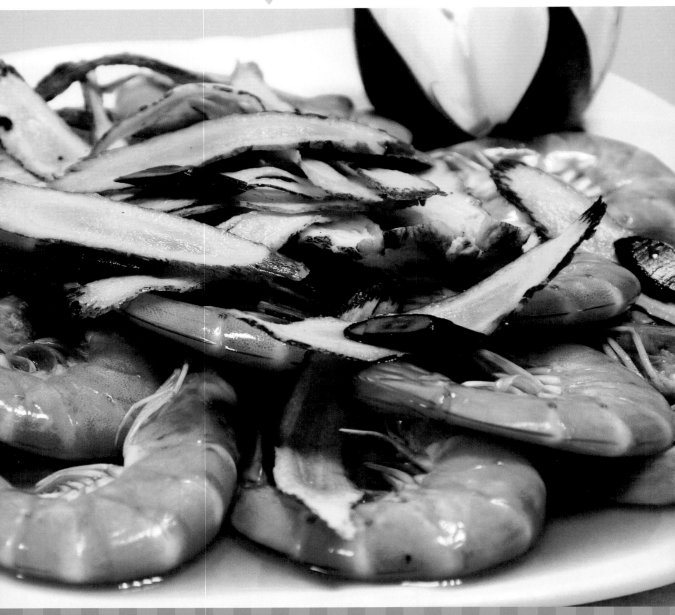

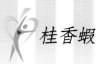

材料

桂枝5分、當歸1錢、黃耆3錢、枸杞3錢、黑棗3粒、大鮮蝦12條、紹興酒50cc

做法

1.藥材用500cc水大火煮開轉小火煎煮40分鐘備用。

2.大鮮蝦去鬚、蝦泥腸後備用。

3.將鮮蝦及紹興酒加入1之藥材湯汁中,大火煮開調味即可。

康老師叮嚀

《本草備要》記載:桂枝有發汗解表、溫經通陽的功效;當歸有補血、活血止痛、潤腸的作用,黃耆有補氣升陽、益衛固表、托瘡生肌、利水退腫的效用;枸杞子有滋腎補肝明目、潤肺的功效。草蝦有健脾化痰,補腎壯陽的效能。

草蝦對於產婦乳汁缺乏有很好的幫助,但為發物食品,一般嚴重瘡疾者,不適合食用。

❀本道膳食適合產婦第二週後開始調理。

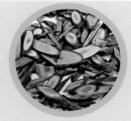

桂枝

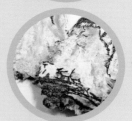

當歸

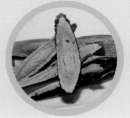

黃耆

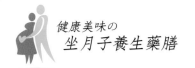
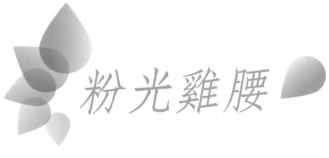
粉光雞腰

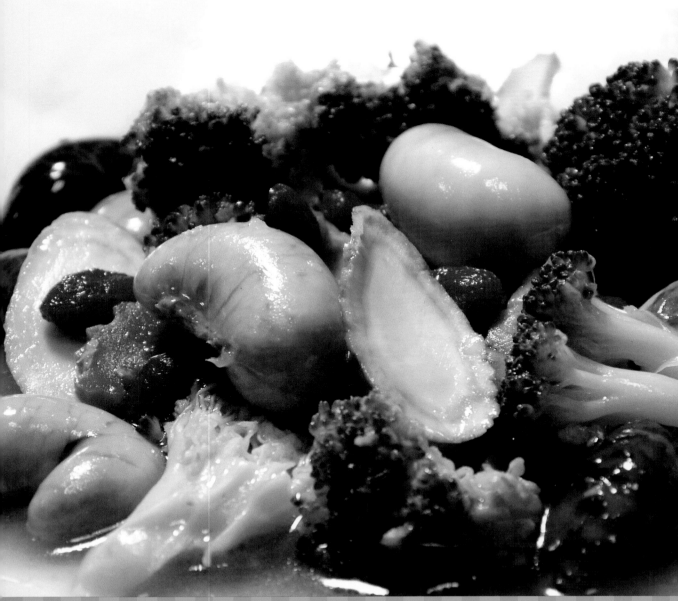

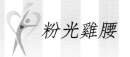

材料

粉光蔘2錢、枸杞3錢、雞腰4兩、大花菇3朵、青花椰菜1/3個、紅蘿蔔6片、薑末少許

做法

1. 粉光蔘用半碗熱開水浸泡備用。
2. 枸杞用冷開水洗淨，再用少許米酒浸泡備用。
3. 雞腰洗淨、川燙撈起備用。
4. 大花菇用冷水泡軟、切粗片，花椰菜洗淨、切大朵川燙撈起備用。
5. 大花菇、薑末及紅蘿蔔用少許油爆香，放入粉光蔘及浸汁和雞腰煮開，加入青花椰菜及枸杞，調味後用少許芡粉勾薄芡即可。

康老師叮嚀

　　《本草備要》記載：雞腰（雞睪丸）在中醫理論以形補形，即有補腎的作用。

　　這道膳食搭配**粉光蔘、枸杞**給產婦食用，有養顏美容、補充荷爾蒙的作用。惟雞腰因價格昂貴，常有假貨充斥，購買時應注意！真假雞睪丸外形大小、軟硬度相似，但真貨血絲如蜘蛛網般密密麻麻，假貨血絲呈塊狀分布；在生鮮狀態下剝開，真貨會散掉，假貨則會呈塊狀；煮熟後假貨口感較硬。

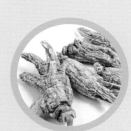
粉光蔘

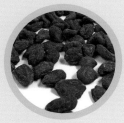
枸杞

本道膳食適合產婦第三週後調理用。

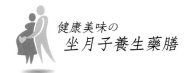

健康美味の
坐月子養生藥膳

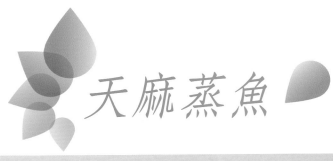

天麻蒸魚

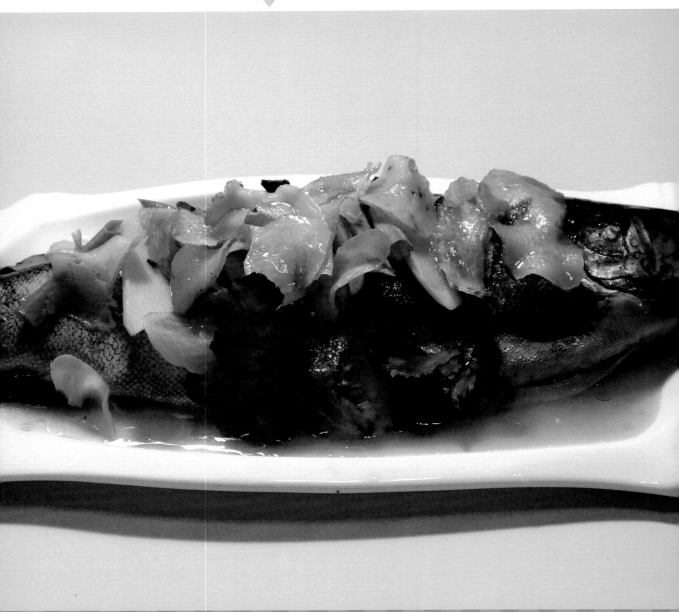

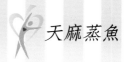

材料

天麻2錢、川芎1錢、鮮魚1條、薑片6片、蔥段6節、少許米酒

做法

1. 藥材用250cc水文火煎煮20分鐘備用。
2. 鮮魚洗淨後置於蒸盤中,加入薑片、蔥段、鹽、米酒及1之藥材及湯汁,入蒸鍋大火蒸約10～15分鐘(視魚肉厚薄而定),待魚熟即可。

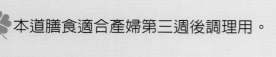

康 老 師 叮 嚀

　　《本草備要》記載:天麻有息風止痙、平肝潛陽的功效。
　　天麻又名赤箭、定風草,以色澤亮、半透明為上等品。產婦因現代環境因素,皆與冷氣為伍,或因沐浴洗頭,忽略保暖工作,以致諸風濕痹容易侵襲產婦,所以本品是產婦必要調理之品。

🍀本道膳食適合產婦第三週後調理用。

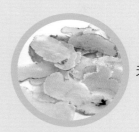

天麻

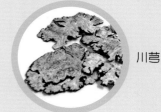

川芎

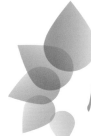

陳皮香蟳

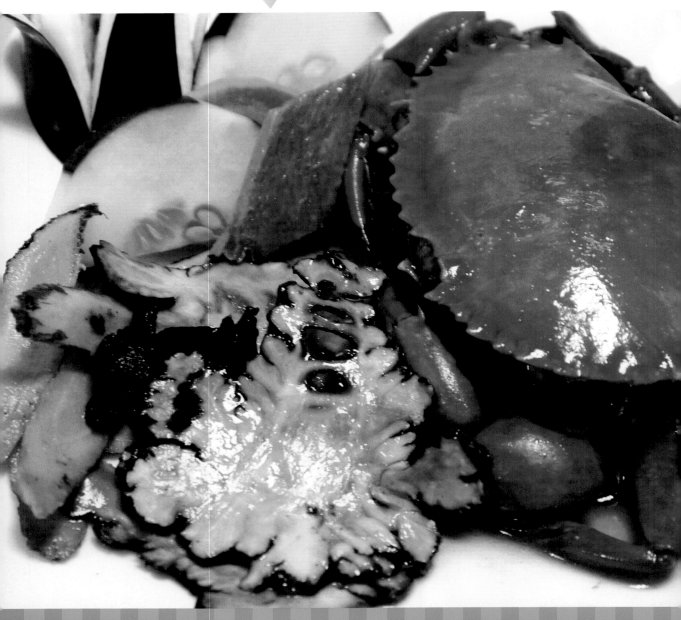

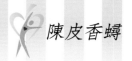
陳皮香蟳

材料

陳皮1錢、川芎1.5錢、黃耆3錢、紅蟳1隻、老薑6片、胡麻油少許

做法

1. 藥材用250cc水文火煎煮20分鐘備用。
2. 起油鍋加入麻油爆香薑片至呈金黃色備用。
3. 紅蟳洗淨置於蒸盤上，再加入1之藥材及湯汁和麻油薑片、調味，入蒸鍋大火蒸約10～15分鐘，起盤切塊即可。

康老師叮嚀

《本草備要》：**陳皮**原名橘皮，有理氣和中、燥濕化痰的作用；**川芎**有活血行氣、祛風止痛的效用；**黃耆**有補氣升陽、益衛固表、托瘡生肌、利水退腫等功效。

蟹蟳一般皆屬性寒，它是屬於海鮮三珍之一，味道鮮美無比，古人常以煮麻油雞的方式來料理，是要破其大寒之性。本道膳食配合陳皮、川芎、黃耆等藥材，調其寒性，提升蟹蟳的營養價值。蟹蟳雖是百鮮之首，卻是發物之品，產婦如有痼疾還是不宜食之。選擇蟹蟳要鮮品，死後的蟹蟳腐化快速，容易引起中毒。

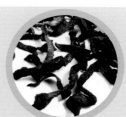
陳皮

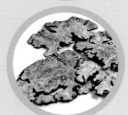
川芎

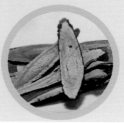
黃耆

🍀 本道膳食適合產婦第三週後調理用。

81

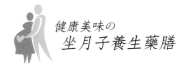
荳蔻牛肉

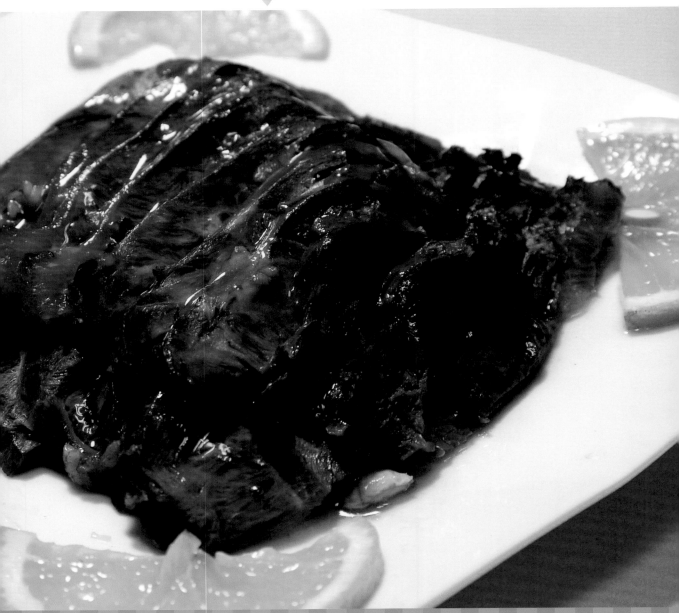

材料

小牛腱2個、當歸2錢、黃耆3錢、枸杞3錢、大茴1錢、小茴1錢、花椒1錢、桂通1錢、陳皮1錢、山奈1錢、肉桂5分、白荳蔲1錢、熟地2錢、薑片6片、蔥段12節

做法

1. 牛腱洗淨、川燙,撈起備用。
2. 將川燙後的牛腱加入藥材包、薑片、蔥等輔料入燉鍋,調味後用小火燉約60分鐘,泡燜至涼後撈起備用。
3. 將滷好的牛腱切片置於盤中,盛少許滷汁,並用茭粉勾茭淋於牛肉上即可。

康老師叮嚀

《本草備要》:產婦身體虛弱,氣血不足,牛肉是一上選之材,牛肉有補脾胃、益氣血、強筋骨的功效。古代醫家曾言:「黃牛肉補氣、與棉黃耆同功」,說明了對氣虛、血虛者,相當適用。

本道膳食以牛肉配合溫裏藥材,以燉滷的方式,讓牛肉呈現不同的吃法給產婦食用,而牛肉所含的蛋白質是豬肉的兩倍,脂肪卻僅豬肉的三分之一而已。

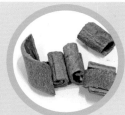
桂通

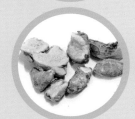
山奈

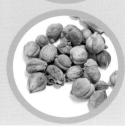
白豆蔲

🍀 本道膳食適合產婦第二週後調理用。

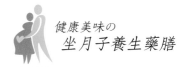
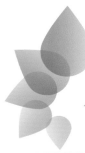 蓯蓉墨魚

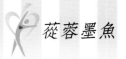

材料

製肉蓯蓉3錢、菟絲子2錢、枸杞3錢、墨魚1條、蔥、薑少許

做法

1.藥材用約750cc水,大火煮開後轉小火續煮40分鐘後備用。

2.墨魚洗淨、剝去外皮備用。

3.將墨魚及蔥、薑、酒加入1之藥湯中調味,用中小火泡燜10分鐘撈起,
　等湯汁涼再放入浸泡入味備用。

4.將墨魚瀝乾切片擺盤,再將煮墨魚湯勾薄芡,淋於墨魚上即可。

康老師叮嚀

　　《本草備要》記載:**肉蓯蓉**有補腎陽、益精血、潤腸通便的效用;**菟絲子**有補陽益陰、固精縮尿、明目、止瀉的功效;**枸杞子**有滋腎、補肝明目、潤肺的作用。

　　烏賊魚又稱墨魚,有養血、滋陰、補肝腎的作用,產婦陰虛血少,或有陰陽俱虛,墨魚是一道適合的佳餚,一般墨魚做法燙、炒、涼拌、生食等平常料理。產婦的心情跟每餐菜餚有很大的關係,所以本道膳食加入珍貴藥材,精製一道色、香、味俱全的調理月子餐。所以產婦餐不僅調理兼顧外,也可以有多元化飲食。

✿本道膳食適合產婦第三週後調理用。

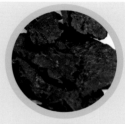
肉蓯蓉

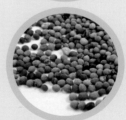
菟絲子

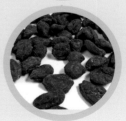
枸杞

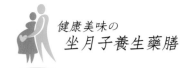

健康美味の
坐月子養生藥膳

紅燒牡蠣

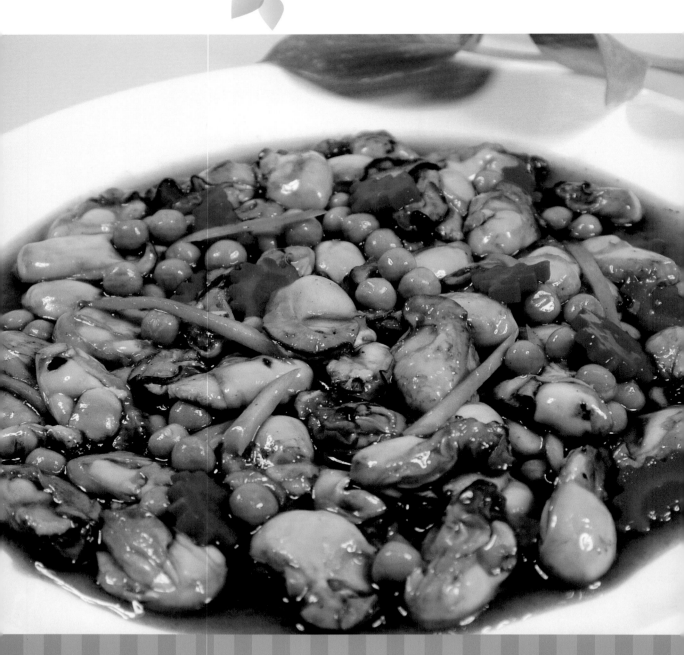

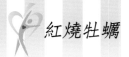

紅燒牡蠣

材料

製熟地3錢、牡蠣4兩、豌豆仁2兩、紅蘿蔔、蔥、薑各少許

做法

1.製熟地先用2碗水小火煎煮至剩1碗,濾去藥渣備用。
2.豌豆仁洗淨備用。
3.牡蠣洗淨、瀝乾,裹上茨粉過水川燙備用。
4.起油鍋爆香薑、蔥及紅蘿蔔後放入1之藥湯,再將牡蠣、豌豆仁加入煮熟,調味勾薄茨即可。

康老師叮嚀

《本草備要》記載:熟地有養血滋陰、補益精髓的效用;牡蠣有滋陰養血、補心安神的功效。

熟地又叫地黃,是玄蔘科多年生草本植物的地下莖,經過曬乾後稱為乾地黃,亦稱生地,性味較生寒,經過加工炮製蒸曬若干次,稱為熟地。據現代研究,牡蠣中含有豐富的微量元素——牛黃酸,對產婦貧血、肝功能低下,有很好的促進與改善,所以與熟地配合製作膳食,很適合產婦的調理。

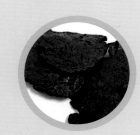
製熟地

 本道膳食適合產婦第三週後調理用。

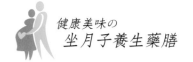
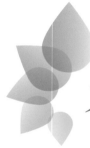

紫米蓮子粥

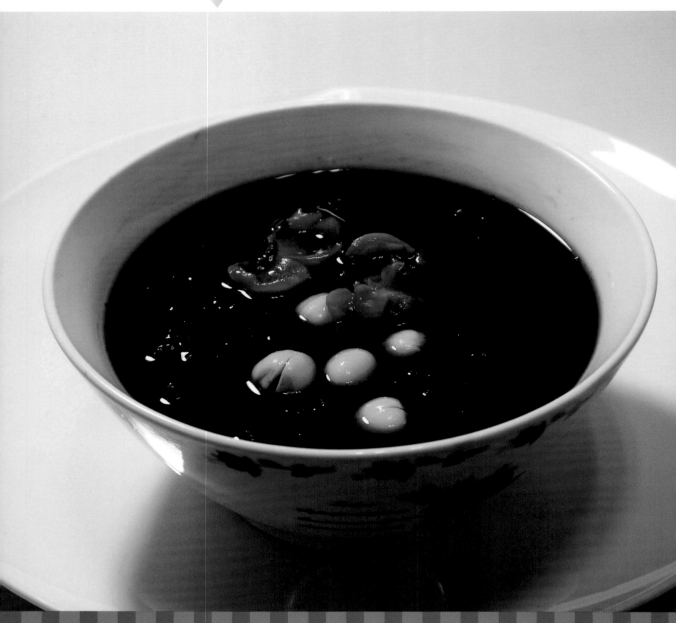

材料

蓮子5錢、紅棗6粒、黑糯米半杯、龍眼乾3錢、冰糖少許

做法

1.紅棗洗淨、在底部劃十字備用。
2.蓮子用熱水泡軟、去芯備用。
3.黑糯米洗淨用熱水浸泡1小時，加入紅棗用文火煮半個小時，加入蓮子和龍眼乾，再煮半小時，加入冰糖調味即可。

康老師叮嚀

《本草備要》記載：大棗補土益氣、滋脾土、潤心肺；龍眼乾益脾、長智、養心補血；蓮子補脾益腎，養心安神的功效。

糯米有黑白兩種，俗名江米或元米，含有多量澱粉、維生素、蛋白質、醣類等；因黑入腎，所以用黑糯米，加入紅棗、龍眼乾、蓮子。益心脾和養血安神的效用，對產婦有特殊的作用，蓮子須去芯，否則會有苦味。

本道膳食適合產婦分娩後，作為點心調理用。

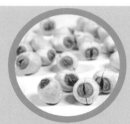
蓮子

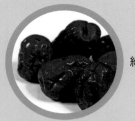
紅棗

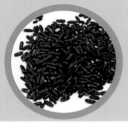
黑糯米

89

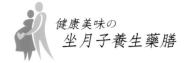
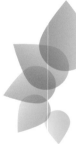

松子美膚粥

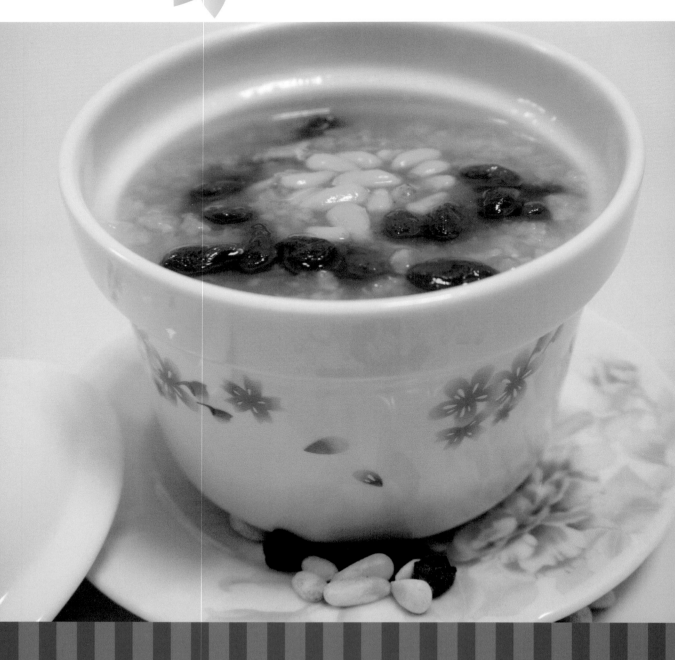

材料

松子5錢、枸杞2錢、糯米半杯、黑糖少許

做法

1.枸杞用冷開水洗淨，再用少許冷開水浸泡備用。

2.松子仁洗淨備用。

3.把松子仁和糯米用文火煮半小時，再加入枸杞煮開，並以黑糖調味即可。

康老師叮嚀

《食療大全》記載：松子有補氣養液、潤肺滑腸的作用。

產婦月子餐，因為休息時間與餐食有時沒辦法正常，必須多餐飲食，所以為產婦製作一些點心是必要的。產婦在坐月子期間，如便秘燥結，可以用本品調理，配合明目的枸杞子，是一道精緻的料理。

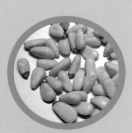
松子

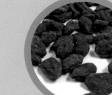
枸杞

🍀 本道膳食適合產婦的點心調理。

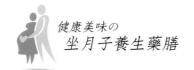
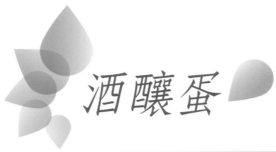

酒釀蛋

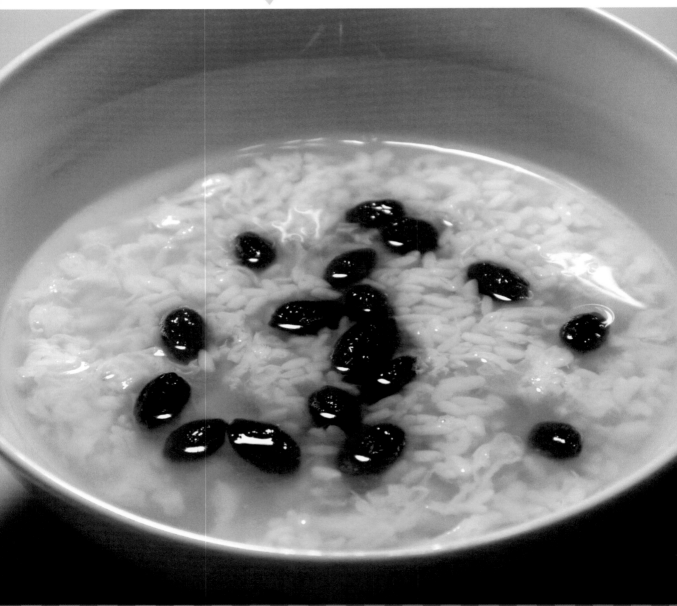

酒釀蛋

材料

白酒釀3湯匙、枸杞3錢、雞蛋1顆、冰糖少許。

做法

1. 雞蛋洗淨、打破去殼，攪拌均勻備用。
2. 用300cc水煮沸後放入冰糖融化，加入蛋及枸杞煮開，再加入酒釀煮至微滾即可。

康老師叮嚀

《本草備要》記載：「**枸杞子**滋腎補肝、明目、潤肺」。

酒釀在民間是一道溫補祛寒的食補飲品，從古時候流傳至今，尤以北方氣候寒冷的地方，更是家家必備。酒釀有暖胃、益心血，促進血液循環的作用，產婦因產後體質虛寒，怕涼怕冷，所以本品適合坐月子期間食用。

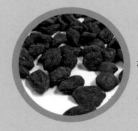
枸杞

 本道膳食適合產婦第二週後食用。

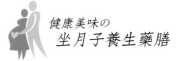
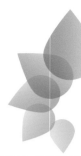 生化調理茶

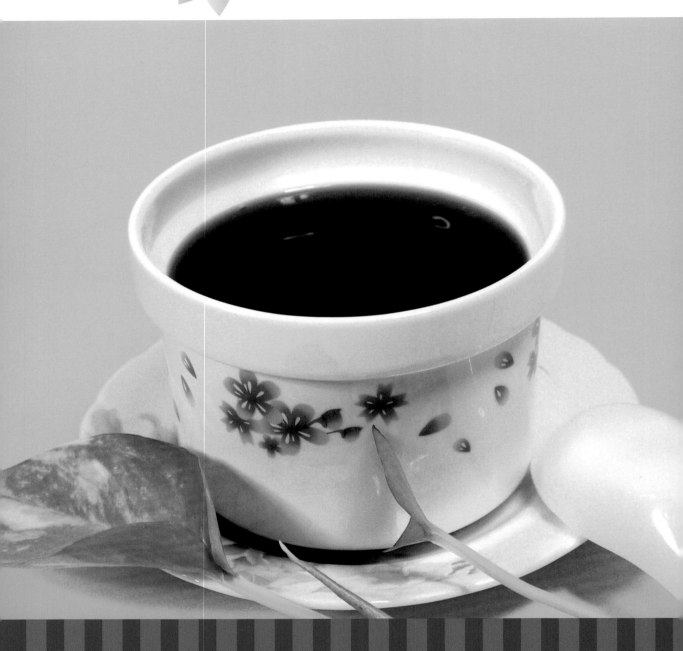

材料

當歸、川芎、桃仁、炮黑薑、蜜甘草、益母草

做法

1.當歸先用適量冷開水浸濕。

2.把其他五味藥材用約5碗水的開水，煎約45分鐘後再將1之當歸及浸汁
倒入，一起煎至剩2碗湯汁為止。

康老師叮嚀

《本草備要》記載：**當歸**有補血、活血止痛、潤腸的作用；**川芎**有活血行氣、祛風止痛的效用；**桃仁**有活血祛瘀、潤腸通便的功效；**炮黑薑**有溫中、溫經止血的作用；甘草生用有潤肺止咳、緩急止痛、清熱解毒的作用，炙用有補脾益氣的功用；**益母草**有活血祛瘀、利尿消腫、清熱解毒的效用。

本方依據《傅青主女科》，主治產後惡露不止，小腹冷痛，有養血化瘀、祛寒止痛的功能，更有加強子宮收縮，並能促進乳汁的分泌，化瘀生新，故有生化之名。當歸後煎的原因是其含有精油之故，藥材的品質關係功效的好壞，像本方當歸、川芎需酒製，桃仁微炒，炮製乾薑，甘草蜜製等，並依個人體質需要，決定服用的用量。

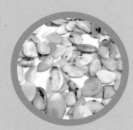
桃仁

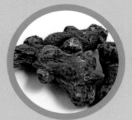
炮黑薑

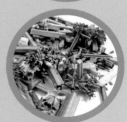
益母草

 本道茶飲適合產婦第一週後再行飲用。

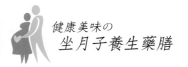

健康美味の
坐月子養生藥膳

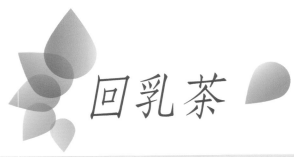

回乳茶

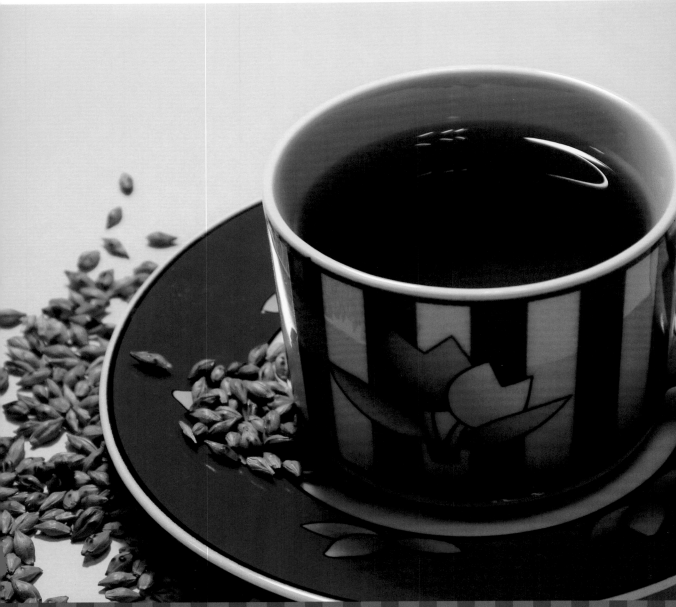

材料

炒麥芽2兩

做法

炒麥芽用約5碗水，大火煮開，再用小火燒至剩約2碗，待涼即可飲用。

康老師叮嚀

《本草備要》記載：**麥芽**消食和中、回乳等功效。

產婦如果餵母乳時需要大量的乳汁，但有些產婦因為身體的因素或環境的不允許，無法利用母乳餵食嬰兒，必須讓乳汁分泌減少或直接回乳。傳統回乳可藉韭菜、麥芽等，改善乳汁的分泌，所以產婦如須回乳，麥芽是不可或缺的。麥芽在運用產婦回乳時，要使用炒麥芽，並且量要大。

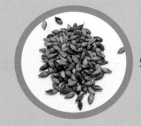
炒麥芽

 本道茶飲應確定產婦不須餵母乳時飲用。

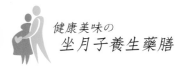

健康美味の
坐月子養生藥膳

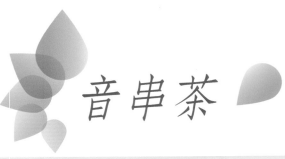

音串茶

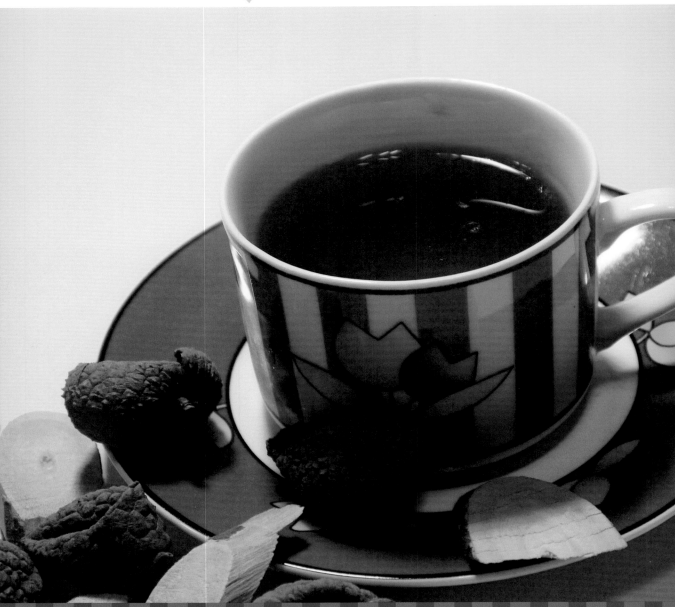

材料

觀音串1兩、荔枝殼5錢

做法

藥材用水清洗後,用5碗水煎至剩2碗即可。

康老師叮嚀

《台灣自然觀察圖鑑—藥草(二)》記載;能解熱止渴、祛風清血;荔枝殼能清心、降火、理血透氣。

在產婦坐月子時虛火上升、常口乾口渴,本品可當茶飲之。觀音串又叫音串片,分有本音串和唐音串,兩種均可入藥;惟荔枝殼因重農藥殘留的問題,所以煎煮時不要蓋鍋蓋,讓其沸騰則可降低農藥的殘留。

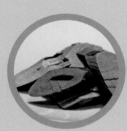

觀音串

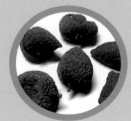

荔枝殼

🍀本道茶飲適合產婦坐月子代茶飲用。

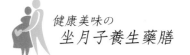
健康美味の
坐月子養生藥膳

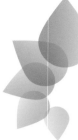

泌乳養生茶

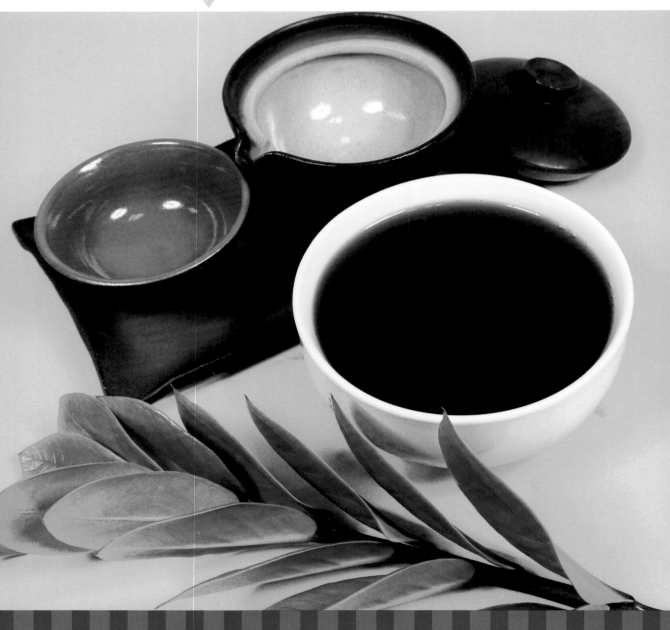

材料

當歸2錢、黃耆1兩、麥門冬2錢、王不留行子1.5錢、枸杞5錢、通草1.5錢半、雞心棗6粒

做法

將材料用1,500cc水大火煮開、再用小火煮60分鐘即可當茶飲用。

康老師叮嚀

《本草備要》記載；當歸補血、活血止痛、潤腸；黃耆補氣升陽、益衛固表、托瘡生肌、利水退腫；麥門冬潤肺養陰、益胃生津、清心除煩；王不留行子活血通經、下乳；通草利水滲濕、通乳。

配合滋陰明目枸杞子和補氣黃耆，讓產婦不會因乳汁不暢、而影響用母乳餵嬰兒的樂趣。產婦因體質的因素，在自然之下乳汁分泌正常，但有些體質生性屬偏寒，或體弱、氣虛等原因，以致乳汁分泌不足，或有體燥、火旺、氣鬱，乳腺阻塞等不通情形，所以本品適合在產婦乳汁分泌不足時調理。

🍀適合產婦乳汁分泌不足時調理。

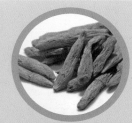
麥冬

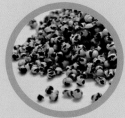
王不留行子

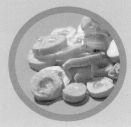
通草

101

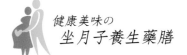

健康美味の
坐月子養生藥膳

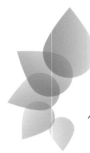

月子養生茶

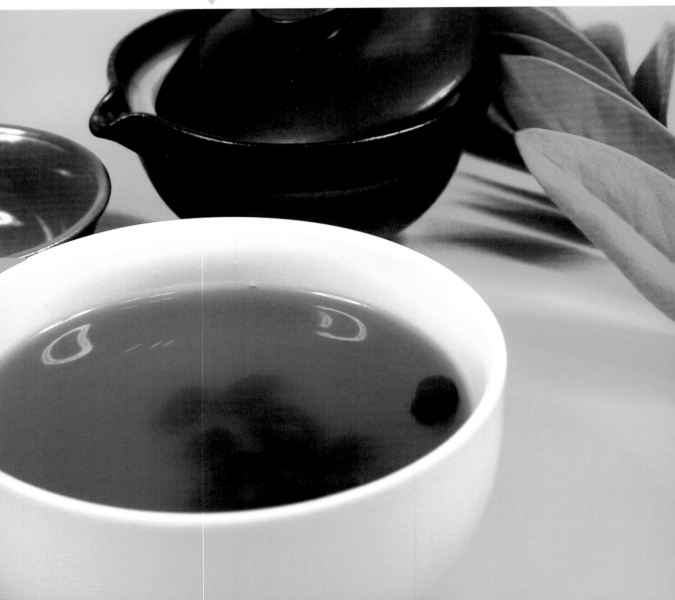

材料

黃耆5錢、黨蔘3錢、枸杞3錢、雞心棗6粒

做法

將材料用1,000cc水大火煮開、再用小火煮60分鐘即可當茶飲用。

康老師叮嚀

　　產婦在坐月子期間，水分的補充是相當需要，但每個產婦水分的代謝是不一樣。傳統方法是在坐月子當中不能飲用太多的水，擔心產婦水腫、內臟下垂或小腹胖大等因素，所以能不喝水儘量不喝。然產婦陰虛時會有口乾舌燥情形產生，此時是需要水分來補充。養生月子茶運用補氣之黃耆、黨蔘、雞心棗來調氣，避免內臟下垂或水分代謝的問題。

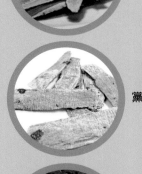

黃耆

黨蔘

本道茶飲適合產婦坐月子代茶飲用。

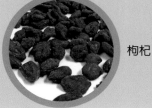

枸杞

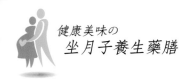
參考資料

王玉川主編（1992）。《中醫養生學》。上海：上海科學技術出版社。

劉占文主編（2007）。《中醫養生學》。北京：人民衛生出版社。

王煥華主編（2006）。《中華食物養生大全》。廣州：廣州旅遊出版社。

許繼群主編（1985）。《方劑學》。上海：上海科學技術出版社。

顏正華主編（1991）。《中藥學》。臺北：知音出版社。

清‧汪訒庵著，陳冠宇發行（1992）。《本草備藥》。臺北：文光圖書有
限公司。

談興貴主編（2003）。《中醫中藥學》。北京：中國中醫藥出版社。

張憲昌著（1997）。《台灣自然觀察圖鑑—藥草（二）》台北：渡假出版
社有限公司

國家圖書館出版品預行編目資料

健康美味の坐月子養生藥膳 ／ 康金龍、
蘇美華著. -- 初版. -- 新北市 ：
葉子，2013. 01
面 ； 公分

ISBN 978-986-6156-11-3（平裝）

1.藥膳

413.98   101026796

健康美味の坐月子養生藥膳

著　　者／康金龍、蘇美華

出 版 者／葉子出版股份有限公司

發 行 人／葉忠賢

總 編 輯／閻富萍

地　　址／新北市深坑區北深路三段 260 號 8 樓

電　　話／(02)8662-6826　(02)8662-6810

傳　　真／(02)2664-7633

 E-mail ／service@ycrc.com.tw

印　　刷／鼎易印刷事業股份有限公司

I S B N ／978-986-6156-11-3

初版一刷／2013 年 01 月

定　　價／新台幣 300 元